それは ダイヤモンド・プリンセス号から始まった！

―チーム神奈川・２５０日間の真実

神奈川県知事
黒岩祐治

IDP出版

DIAMOND PRINCESS

それはダイヤモンド・プリンセス号から始まった！

――チーム神奈川・２５０日間の真実

黒岩祐治

【新型コロナウイルスをめぐる「主な」出来事】（2020年）

1月15日	神奈川県内で日本初の感染者を確認
1月20日	ダイヤモンド・プリンセス号が横浜港を出港
2月3日	ダイヤモンド・プリンセス号が横浜沖に到着。検疫を開始
2月5日	ダイヤモンド・プリンセス号から感染者の搬送開始
同	「神奈川県新型コロナウイルス感染症に関する危機管理対策会議」開催
2月6日	神奈川DMATが感染者搬送に参加
2月13日	新型コロナウイルスに感染していた神奈川県在住の日本人女性国内初の死亡例
3月16日	「新型コロナウイルス感染症神奈川県対策本部」発足
4月7日	政府が緊急事態宣言を発令
4月9日	湘南国際村センター（新型コロナウイルス宿泊療養施設）開設
4月10日	東京都が休業要請発表、神奈川県も歩調を合わせる
4月20日	アパホテル&リゾーツ（横浜ベイタワー・2300室）を宿泊療養施設として供用
5月1日	精神科コロナ重点医療機関設置
同	神奈川県民に「GWは我慢のウィーク」と緊急速報メールで発信
5月25日	政府が緊急事態宣言解除
5月28日	神奈川県内の海水浴場新型コロナ感染防止ガイドライン発表
7月2日	「LINEコロナお知らせシステム」開始
7月3日	PCR検査に「スマートアンプ法」導入
7月17日	神奈川警戒アラート発出
7月22日	「新型コロナ警戒マップ」運用開始
7月24日	「LINE新型コロナ対策パーソナルサポート」開始

まえがき

新型コロナとつながりの糸

こんなはずじゃなかった。

2020年がまさかこんな年になるなんて、世界中の誰が想像しただろう。東京オリンピック・パラリンピックで世界中の眼が日本に向けられ、競技開催地である神奈川県も祝祭ムードにあふれかえっていたはずだった。

毎年、1月は連日、さまざまな団体の賀詞交歓会に次々と顔を出すのが恒例となっている。今年はすべての会場で、「昨年のラグビーワールドカップの大成功に引き続き、オリパラも『過去最高の大会だった』と言われるように、おもてなしの心を持って頑張ろう」と檄を飛ばした。賀詞交歓会を一渡り回り終えた直後の2月3日、クルーズ船ダイヤモンド・プリンセス号が横浜港にやってきた。そこからすべての景色が一変した。

年が明けてから、「新型コロナウイルス感染症」が中国の武漢《ぶかん》で流行し、たいへんなことになっているというニュースが流れてはいたが、どこか遠い感じがしていた。1月15日、日本初の感染者が確認された。武漢に滞在していた30代の男性で神奈川県在住だった。2月13日、ついに日本人初の死者が出た。80代の女性で中国渡航歴はなかったが、この方も神奈川県在住だった。

なぜか、新型コロナウイルス感染症との闘いの記録は、神奈川県抜きには語れない状況となっていた。そんな中で4月24日、神奈川県で生まれ育ち、神奈川県をこよなく愛していた外交評論家の岡本行夫さんが亡くなった。

私がキャスターをしていたフジテレビの『報道2001』に何度、出演いただいたことか。落ち着いた静かな語り口の中に日本の将来への熱い思いが込められていて、毎回、確かな視点を提示いただき、番組にとってなくてはならない存在だった。しかも、当時、番組スタッフとフジテレビの報道記者を対象にした特別な私的勉強会を定期的に開いていただいていた。さまざまなゲスト講師も連れてきてくださった。

「さっき、たまたま会ったら、いきなり『今からフジテレビに一緒に行ってくれない?』って言われたので来たんです。無茶な話だけど、岡本さんから言われたら断れないから仕方なく来ました」

そんな自己紹介をするゲスト講師がどれだけ多かったことか。岡本さんがいかにみんなに愛されていたかが伝わってきて、勉強会はいつも温かい雰囲気にあふれていた。

それはプライベートでも同じだった。夜、私の携帯にいきなり電話がかかってきて、「今、ホテルのラウンジにいるんだけど、一人なんで僕の相手をしてくれない？」

そんなカタチで深夜、二人で飲むこともあった。ウィスキーのロックは先に氷をグラスに入れてクルクル回し、グラスを十分に冷やしてから酒を入れる、それが正統派の一番うまい飲み方なんだと得意げに実演しながら、ご指南くださった。ホントにそれでうまくなったかどうかはよくわからなかったが、「確かにうまいですね」と言うと、「でしょ」と、心から嬉しそうな顔をする。なんともチャーミングな人だった。

2001年、ロンドン公使としてイギリスに赴任が決まった外務省の奥克彦参事官の送別の席を岡本さん自ら企画し、私もご一緒させていただいたことがあった。その2年後、イラクから届いた奥参事官の衝撃の訃報。イラク復興のために全力を尽くしていた奥参事官がなぜ銃撃され、いのちを落とさなければならなかったのか。総理補佐官として奥参事官とともに、10日間でイラク国内2000キロを走破し、日本にできる支援を模索し続けていた岡本さんは、まるで自分の責任であるかのように悲嘆にくれていた。その無念の思いを何度聞いたことか……。

毎年、年末になると、世界中の海を潜って自ら撮影した写真のカレンダーが届いた。超多忙な毎日を送られているのに、いつの間にこんなにあちらこちらの海を潜ったのか、その行動力にいつも感嘆していた。根っからの湘南ボーイであった岡本さんは海をこよなく愛していた。

昨年、たまたま訪れていた逗子《ずし》マリーナでばったりお会いしたことがあった。「見て、見て」と案内されて、購入されたばかりのご自慢のヨットを見せていただいた。「いろんな人を招いて、この船で一杯やるんですよ。黒岩さんも次はぜひ」とお誘いをいただいた。船舶免許も取得したのだと言う。その時、「船頭」という肩書の名刺を嬉しそうに渡してくれた、あの茶目っ気たっぷりの表情が忘れられない。

私の後援会幹部にも名を連ねてくださっていた。名前だけ貸してくださったのかと思いきや、後援会の幹部会議や政治資金パーティーにもご本人自ら律義にいつも顔を出してくださっていた。もともと神奈川愛にあふれていた岡本さんは旧知の私が神奈川県知事になったのが、嬉しくてならないと言ってくれたのである。

岡本さんとの思い出は尽きない。あんなに優秀で、人柄もよく、いっさい偉ぶることもなく、温かくて、ダンディーで、素敵な人はいない。そんな岡本さんが新型コロナによって突然、私たちの前からいなくなったなんて、未だに信じられない。

コロナが憎い。憎んでも憎み切れないほど、コロナが憎い。

そんな新型コロナとの闘い、今もまだ収束したわけではないが、ダイヤモンド・プリンセス号から始まった新型コロナと神奈川県の闘いを、今のうちに書きとどめておきたいという衝動を抑えることができなくて一気に書いた。今まで自分が人生の中で歩んできたありとあらゆることが全部ここにつながっている、そんな実感を覚えたからであった。

敬愛してやまない岡本行夫さんへのせめてもの供養になればと思う。

1 ダイヤモンド・プリンセス号から始まった新型コロナとの闘い

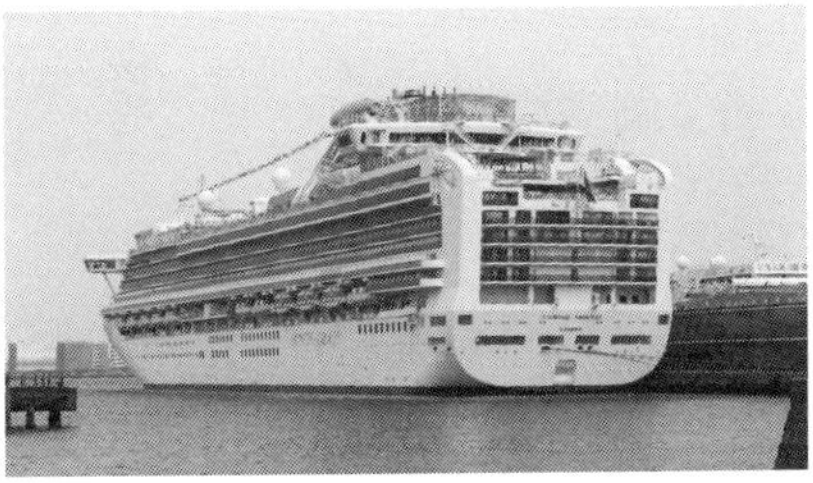

ダイヤモンド・プリンセス号がやってきた

２０２０年1月20日。鹿児島県在住の従弟夫婦が横浜にやってきて、これから大型客船に乗って、ベトナムなどを回る船の旅に出ると言う。引退しての悠々自適。「羨ましいなあ」などと言いながら、ランチをともにした。土産として持参してくれたのは、最近、趣味で作っているという自家製の蜂蜜だった。

それから２週間あまり後の２月３日。船の中からメールが来た。

「今、館内放送でこの船でコロナが出たと聞きました。明朝7時到着の予定がスピードを上げて今横浜に着きました。いろいろな検査があるらしく、明日、降りられるか？迷惑かけます」

当時、横浜に入港したダイヤモンド・プリンセス号の中で新型コロナの陽性患者が出たようだというニュースが飛び込んできて、県庁内は大騒動になっていた。しかし、その時点で私の頭の中では、このニュースと従弟夫婦は結びついていなかった。あまりに身近な身内の話と、新型コロナ陽性患者を乗せた大型豪華客船が入港してくるという具体的イメージすらできないビッグニュースは私の中では別物だった。

その時の私はダイヤモンド・プリンセス号にどう対応すべきかで頭がいっぱいだった。3700人もの乗員乗客が乗っているという。それは船というより、一つの町のような規模だ。

そんな巨大な外国籍の船から、新型コロナの陽性患者が港へ降ろされてくることになりそうだが、そもそも誰が対応すべき話なのか。港から入国するわけだから、まずは検疫となるだろうが、それは国の仕事だ。感染症患者への対応であれば、政令指定都市の横浜市の仕事だろう。搬送するには救急車が必要だろうが、新型コロナ感染症の患者に市の消防が対応できるのか。病院に運ぶと言っても、誰が病院調整を行うのか。いきなり依頼を受けた病院は未経験の新型コロナ患者をすんなり受け入れてくれるのだろうか……。

2日後の2月5日の朝になって、テレビニュースを見ている時に、ふと閃《ひらめ》いた。もしかして？　そして、すぐに従弟夫婦にメールを送った。

「乗っている船はダイヤモンド・プリンセス号ですか？」


もし、違っていたら、もう1隻、新型コロナ陽性患者を乗せた大型客船が入港してくるわけだが、そんなニュースは流れていない。

「そうです。ダイヤモンド・プリンセスです。ひょっとしたら14日間くらい出られないかもというような館内放送がありました」

やはりそうだった。当然と言えば当然だった。

それから、いろいろとメールと電話でのやりとりが始まったが、船内の乗客は正しい情報をつかめていないようだった。我々がみんな知っている当たり前のことを知らないので驚いた。横浜港にいるにもかかわらず、日本のテレビが映らないのでニュースを見られないのだと言う。幸い、デッキに出られる部屋だったのが唯一の救いだったようだ。

「一日中することないから、二人で喧嘩ばっかりしてるわ」

陽気な声に救われる思いだったが、結局、従弟夫婦が下船できたのは、16日後の2月

21日だった。こんな意外なカタチで私と新型コロナとの闘いは始まったのであった。

厚労省からの患者搬送依頼と混乱

「検査の結果、10人が陽性でした」

最初に報告を受けた時、私はてっきり乗員乗客3711人のうちの10人だと思っていた。ところが、検査したのが273人で、結果が出たのが31人、そのうちの10人が陽性だというではないか。PCR検査がどういうものかの知識もなかった段階で、私はどうして初めから全員に検査をしないのかと不審に思っていた。

しかし、PCR検査というものが、手間も時間もかかり、そう簡単にいかないものだと聞かされて、納得せざるをえなかった。ただ、31人中10人が陽性ということは、いったい、船内に何人、陽性患者がいることになるのだろうか。それを考えると、背筋が凍り付くようだった。単純に比率でいくと、1000人を超えても不思議ではない（結果

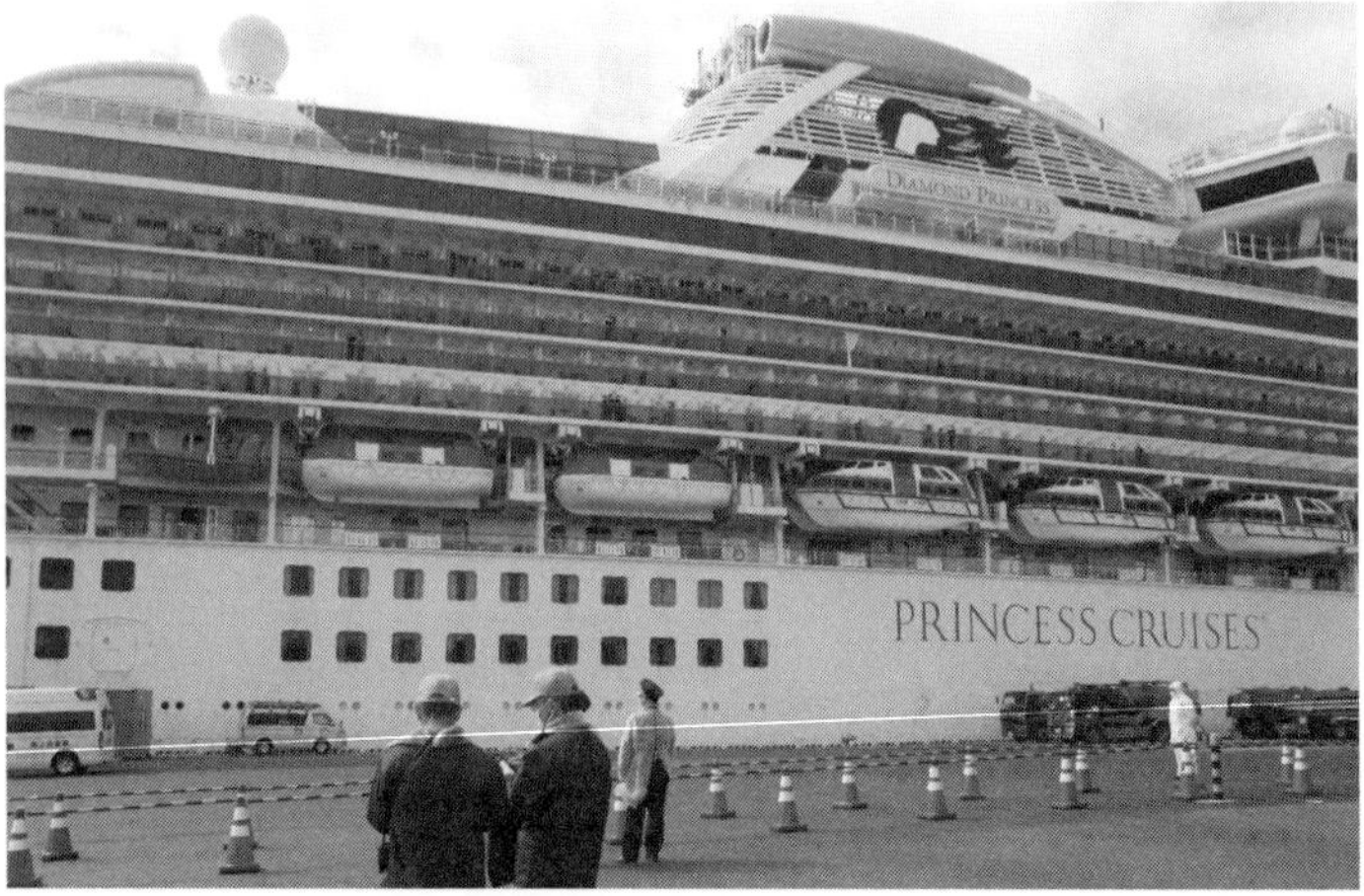

2020年2月3日 20時40分、横浜検疫所が臨船検疫を開始

的には712人だった)。

そんな大量の新型コロナ陽性患者を誰がどこへどうやって運び、どのようにして受け入れてもらうのか。10人だけならなんとかなるだろうが、患者は1000人に及ぶかもしれないという状況だ。しかも、患者の中には外国人もたくさんいるに違いない。県の医療施設、医療体制は基本的には県民を対象として構築しているものである。しかも、どの病院もほとんど扱ったことのない未知のウイルス感染患者である。私は頭が真っ白になっていた。

横浜港に入港して沖合に停泊したの

が、２月３日。20時40分に横浜検疫所が臨船検疫を開始していた。４日の午前中に厚生労働省（以下、厚労省）から県に対して検査の支援要請があったので、県と横浜市の衛生研究所で引き受けることとした。

誰の仕事かと押し付けあっている暇もない。県庁職員は自ら対応する態勢に入っていた。私が常日頃からスピード感を求めていただけあって、県庁職員の動きは早かった。健康危機管理課の保健師を中心として、早々と県内医療機関の受け入れ態勢や民間救急車の手配の準備を始めていた。ただ、これから先の展開についてはどう考えてみても県庁職員だけでこなせる仕事ではない。

ＤＭＡＴ（災害派遣医療チーム）に依頼できないものか。４日の昼頃、神奈川ＤＭＡＴの県のリーダー、藤沢市民病院副院長の阿南英明氏に相談をした。

「災害じゃないから難しいですね」

当然の答えだった。ＤＭＡＴはDisaster Medical Assistance Team。つまり災害時に派遣される緊急の救急医療支援チームである。今、我々が直面しているのは、多数の新型コロナ陽性患者が上陸しようという状況であって、どんなに拡大解釈しても「災害」

ではない。

2月4日、21時50分。厚労省から連絡があった。

「これから本人説明のうえ、下船、搬送、入院させるので、搬送調整をお願いしたい」

DMATの派遣は無理ですか!?

県の健康危機管理課はすでに準備をしていたから、作業は速やかに進んだ。しかし、搬送調整を依頼されたということは最もやっかいな仕事を任されたということではないのか。船の中での検疫は国が行うが、船から降ろした後はお願いということなのか。

2月4日23時25分。厚労省から、

「今夜の搬送は行わない。明朝、搬送するが時刻は未定」

との連絡があった。

さて、明日の朝にはいよいよ患者さんが船から降りてくる。どうすればいいのか？

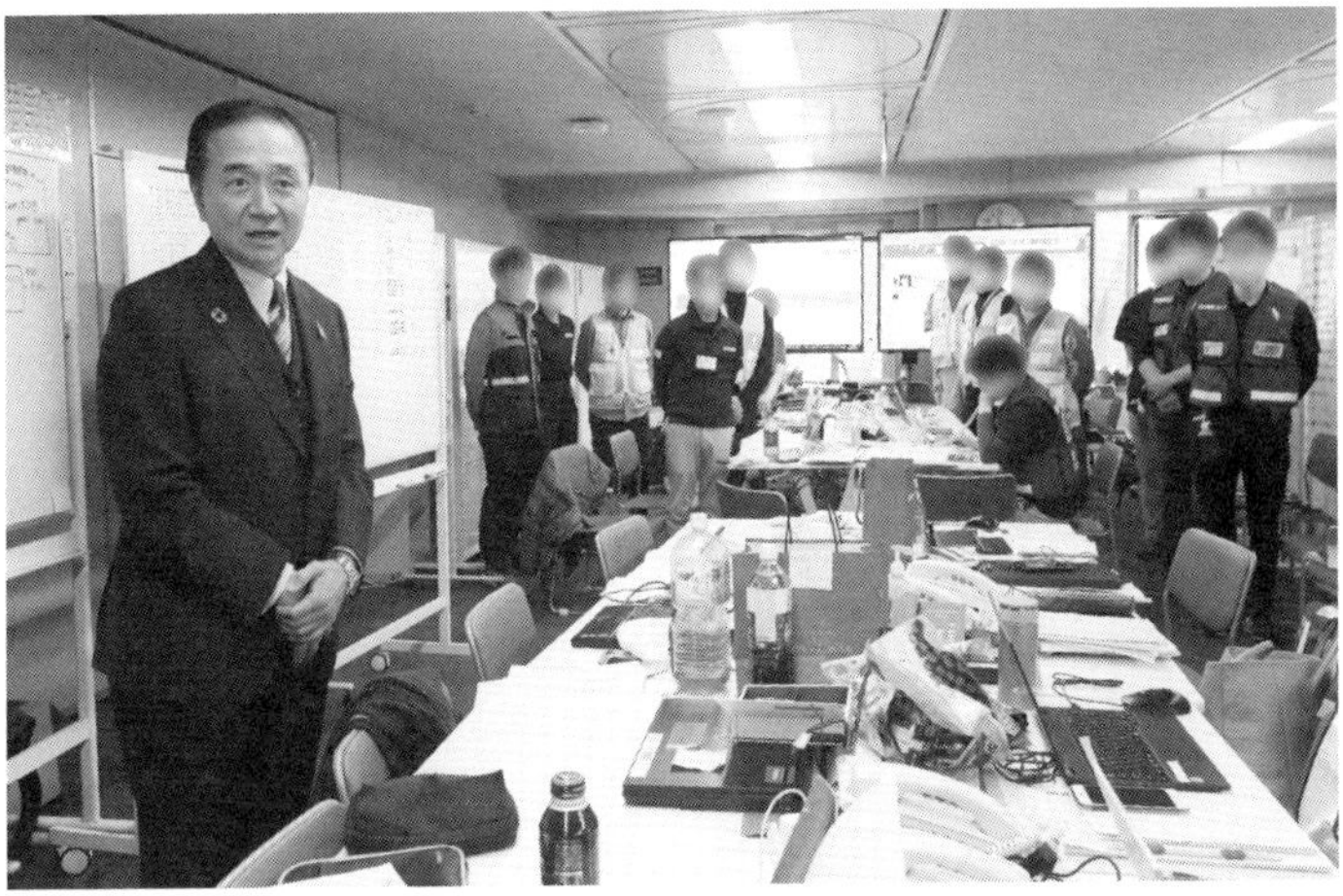

神奈川DMAT(災害派遣医療チーム)を激励した

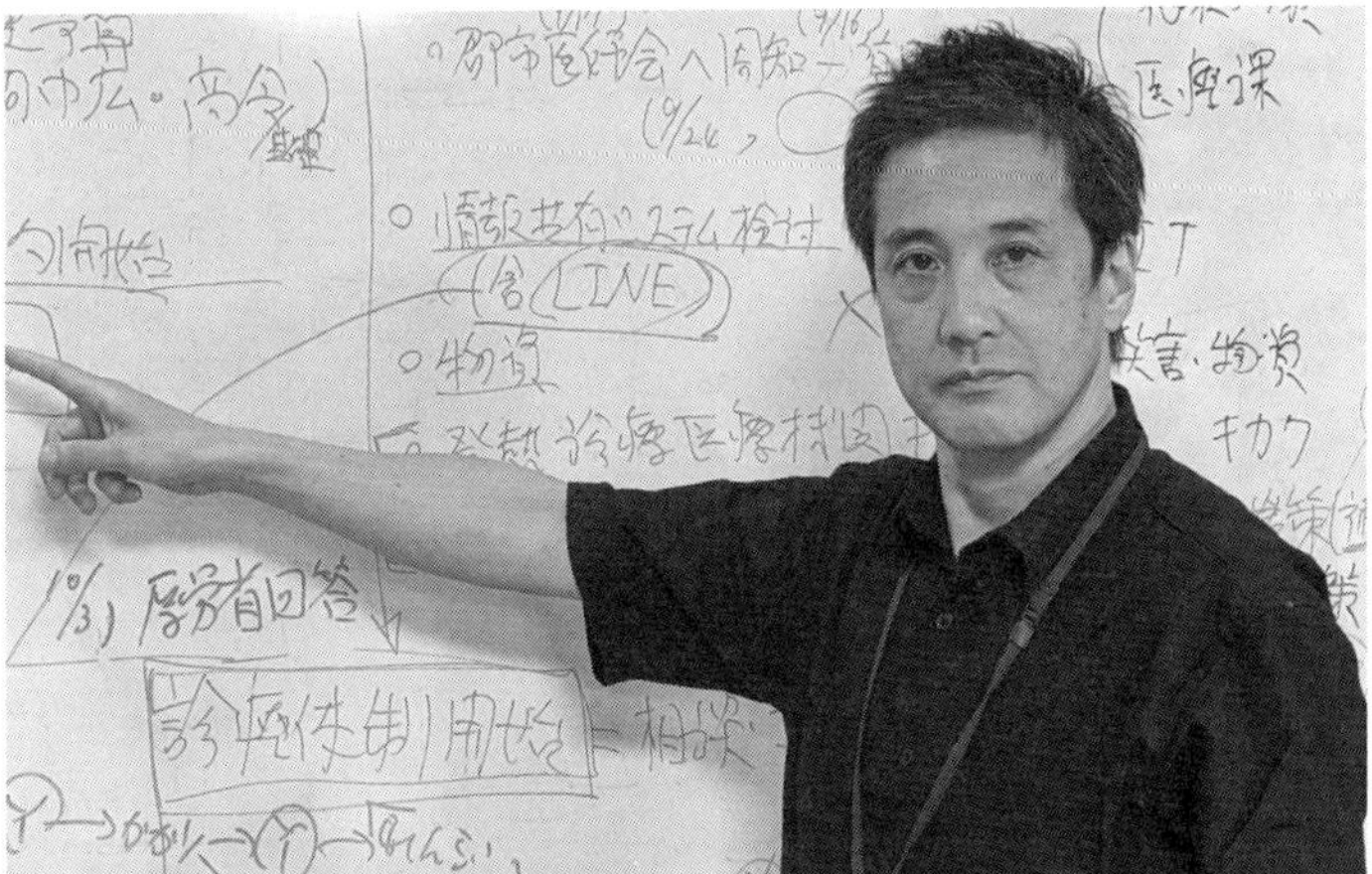

阿南英明統括官

やはり、DMATに出動していただく以外は考えられない。そこで、改めて阿南氏に依頼した。災害でないことは明らかではあるが、他に手がない。

「やはりDMAT派遣は無理でしょうか？」

「とりあえず、明朝、県庁に行きます」

2月5日、午前2時30分。厚労省から10名の患者を受け入れてほしいとの連絡があり、県庁の担当職員は朝5時に集合した。7時には下船させるというので、6時過ぎ、医師免許を持つ健康医療局の前田光哉保健医療部長（当時）と濱卓至がん・疫病対策課長、それと2人の事務職員が海上保安庁の基地に向かった。

午前8時52分、クルーズ船から海上保安庁の小型船への移乗が開始され、いよいよ作業が始まった。

午前9時、私が第1回「新型コロナウイルス感染症に関する危機管理対策会議」を招集した。同じ頃、県庁に阿南氏が来てくれた。彼は到着するやいなや、まずは10人の患者の搬送のために、県内の感染症指定医療機関の病院に次々に電話して、受け入れの要請を始めた。

この時点でまだＤＭＡＴの派遣要請は行っていない。ただ彼は強い使命感と責任感だけで働いてくれたことになる。県と阿南氏の親密さがわかるエピソードではないだろうか。当初は、民間の救急車を手配するつもりだったが、結果的に横浜市消防局が10台の救急車を用意し、搬送業務を担ってくれることになった。

ひとまず、最初の対応はなんとかなったが、問題はこれから先である。翌日から、陽性患者が続々と船から降りてくることになる。もしかしたら１０００人以上に及ぶかもしれない。どの患者を、どういう方法で、どの病院に運べばいいのか、阿南氏と県庁職員の協議が始まった。しかし、阿南氏に「何か方策があるのか」と聞かれても県庁幹部は「県職員だけで対応するのは困難です」と答えるしかなかった。

「それなら、知事に『災害だ』と宣言してもらって、ＤＭＡＴ派遣を要請していただくしかないですね！」

ＤＭＡＴのリーダーである阿南氏だからこそ言える寸鉄の一言であった。

そして、私は彼のシナリオ通りに正式に神奈川ＤＭＡＴへの派遣要請を行った。後になって聞いた話だが、阿南氏はＤＭＡＴ本部から文句を言われたという。そもそもＤＭ

ATは災害救助法に基づいて派遣されるチームであって、感染症で動くことの法的根拠はない。万が一、事故でもあった時にはどうするのか。現実的に詰めて考えれば、動かすのはありえない話である。だからこそこの状況を突破するためには唯一、派遣要請の権限を持つ知事が強引に「災害だ！」と宣言するしかなかったのである。

「神奈川県で災害が発生しました。参加できるチームは6日に集まってください」

緊急事態の超法規的対応であった。

翌6日には県内DMAT10チーム、約50人が横浜港に集結した。この日、ダイヤモンド・プリンセス号は大黒ふ頭に着岸したため、県庁職員はそこに陣取り、仕切ることになった。ここから3週間にわたる闘いが始まった。

「搬送調整」なる業務は想像以上に困難な仕事であった。県外の搬送病院リストは国が用意してくれたが、それを基に一件ずつ、電話で受け入れを依頼し、救急車の手配も行っていくのである。

船から患者さんを降ろし、救急車に搬送する間でさえもさまざまなドラマがあった。なにせ外国人が圧倒的に多いため、コミュニケーションが十分にとれない。英語圏以外の外国人は特に難しかった。陽性判定が出たと伝えても、搬送を拒否する人もいる。やっとの思いで説得しても、荷物をまとめてタラップを降り、救急車に乗った途端、家族と離れるのは嫌だと言い出し、また、部屋に帰って振り出しに戻るなどというケースもあった。

「これは県がやるべき仕事なのか？」

職員は最後までその疑念が消えなかったが、誰も口にする者はいなかった。ただひたすら、目の前のやらなければならない仕事に没頭して対応し続けていたのであった。

ただ、結果的にはこの体験、特にDMAT出動、そしてその活躍が大きな成果につながった。新型コロナ患者の医療提供体制として全国から注目されることになった「神奈川モデル」は、このDMATの現場感覚から生まれたのであった。

DMATのリーダーがいきなり知事室に

DMATとは医師1名、看護師2名、業務調整員1名で構成され、大規模災害や多傷病者が発生した事故などの現場にただちに駆け付ける救急医療チームだ。1995年の阪神・淡路大震災の際、防ぎ得る災害死が多数あったことを教訓に2005年に厚労省が設立した。

通常は病院の救急部などで働いている現役の医療スタッフであるが、災害急性期に機動性を持って活動できるよう特別なトレーニングを受けた上で、認定される。全国に1万3000人いて、各都道府県が整備するDMATと厚労省が整備する日本DMATに分かれている。

神奈川県は神奈川DMATのメンバーと日常的に顔の見える関係を作っていた。それが今回の新型コロナ対応にも生かされた。

昨年の台風15号、19号の際に知事室にいきなりDMATのリーダー阿南氏が飛び込んできたのも記憶に新しいところだ。当時、県内各地で停電が発生していたが、阿南氏は早々と県庁に駆けつけ、停電になった病院の患者を他の病院に搬送するなど、対応にあたっていたのだった。

ところが、ある病院の非常用電源があと数時間しか持たなくなって危機的状況が迫っていた。それにもかかわらず、朝から依頼している電源車がいつ到着するかわからない状況なのだという。電源車というのはまずは厚労省に依頼し、厚労省が経産省に依頼し、経産省が東京電力に依頼するという流れなのだそうだ。なんとも悠長な話で、とても危機に対応できるシステムではない。そこで阿南氏は、「知事から直接、東京電力の責任者に電話して、電源車の派遣を強く要請してほしい」と言う。

私は大至急、電話をして副本部長にその旨を伝えて本部長からの返事を待った。しばらくして本部長から私に入った電話は「その地域の停電は回復した」という内容だった。ギリギリではあったが、最悪の事態は回避することができたのだった。実は阿南氏が四苦八苦して電源車の手配にあたっていた時から、東京電力は問題意識を共有し、その地域の電気の復旧を最優先していたということであった。

このようにDMATは直接の救急医療行為だけでなく、病院の機能を維持させるためのさまざまな支援や、大量の患者発生時などには県外も含めた広域搬送にあたっての調整なども得意とする。こういったDMATの能力が今回の新型コロナ対応で遺憾なく発揮されたのだった。

今回、阿南氏には県庁の新型コロナウイルス感染症対策本部の統括官になっていただき、連日、搬送先の病院と、搬送手段の調整を主な仕事としてもらった。初日は県内の病院だけで受け入れ可能だったが、2日目からは近隣都県の病院にもお願いすることとなった。結局、西は奈良県、東は宮城県まで、1都1府13県に及ぶ広域搬送となった。

医療提供体制「神奈川モデル」誕生のいきさつ

阿南氏が直面した新型コロナ陽性患者の現実は、これまでに経験したことのないものだった。検査結果は陽性なのに、全く症状がない患者が大勢いる点である。この点は早い段階で厚労省から我々の耳にも入っていた。体内のウイルスは凄まじい量になっているのに、本人はまったく自覚症状がないという。こんな状況が放置されれば、感染爆発が起きても不思議ではない。

そして、軽症ではないが重症というほどでもない、いわゆる中等症の患者が圧倒的に多いということだった。

今回の新型コロナウイルスは感染症法では、陽性と診断されれば、感染症指定医療機関への入院勧告・搬送を行う仕組みになっている。そうすると、今回のような大量発生の場合、あちらこちらの病院に分散して患者を送り込むことになるが、そうすればあっという間に医療体制は逼迫《ひっぱく》してしまう。

そもそも一人ひとりの症状に合わせていちいち病院を選択して、受け入れを嫌がる病院を説得し、了解を取り付け、送り込むという作業はあまりにも非効率だ。中等症患者を文句なく集中的に送り込める病院があれば、スムーズにいくはずだ。それこそ、DMATとして最前線で業務に当たってきた阿南氏ならではの切実な思いであった。

そこで、神奈川県では「中等症患者」のための重点医療機関、「重症患者」のための高度医療機関、そして「軽症・無症状患者」は自宅、または宿泊療養施設の三層構造を整備することにした。分散型から選択・集中型へ、これが神奈川県の新型コロナウイルス医療提供体制「神奈川モデル」である。のちにさまざまに進化していくことになるが、原型はこのようにして生まれたのであった。

我々はこの「神奈川モデル」をいち早く、厚労省に伝えていた。従来の感染症法とは違う対応をするわけだから、厚労省が認めてくれなければ運用できなくなる。しかし、厚労省は驚くほど柔軟に「神奈川モデル」を認めてくれた。軽症・無症状患者を病院に入れないというのはハードルが高かったはずだが、自宅・宿泊療養施設を病院扱いする規制緩和をただちに打ち出したのであった。

ただ、モデルは提示したものの、それを具体化する作業は困難を極めた。重点医療機関とは要するに、新型コロナ専用病棟である。新型コロナ感染症に対する世間の偏見がきわめて強い中で、具体的に病院名を出して新型コロナ専用病棟をオープンできるのだろうか。

やはり、まずは県立病院が名乗りを上げない限り、いきなり民間病院にそれを求めるのは無理がある。そこで、県内に5つある県立病院を統括する県立病院機構の吉川伸治理事長に頼み込んだ。彼は私がかつて指名した元副知事であり、その卓越した行政手腕に期待するしかなかった。

しかし、よほどうまく話を進めないとシナリオが途中で崩壊してしまう可能性も十分にある。正式に説明を始める前に情報が漏れてしまったりすると、医療スタッフがみんな辞めてしまうかもしれない。また、周辺住民からも「新型コロナ専用病棟などとんでもない」と反対の声があがるかもしれない。心配の種はつきなかった。

具体的に病院が決まらなければ、「神奈川モデル」は絵に描いた餅になってしまう。それだけは絶対に避けなければならない。吉川理事長は私の思いになんとか応えようとして、さまざまな課題を乗り越えるために何をなすべきか、真剣に悩んでくれていた。

案の定、4月1日には「神奈川県、独自体制発表1週間　重点医療機関、依然決まらず」と大きな見出しの新聞記事が掲載された。まさに「神奈川モデル」は絵に描いた餅に過ぎないとの批判であった。しかし、実はその時点で、吉川理事長の水面下での調整は終わっていて、病院名公表の段取りはできていたのだった。その日の午後、重点医療機関として、県立循環器呼吸器病センター、県立足柄上病院、国立病院機構相模原病院の名前を発表した。

後日談であるが、循環器呼吸器病センターの副院長は県の感染症協議会の場で、こんな発言をしていた。

「うちの病院の名前が発表された時はたいへんでした。３００件ほど電話が殺到し、スタッフも不安になり、正直言って、知事を恨みました」

用意周到にしたはずであったが、現場にはたいへんな思いをさせてしまっていたのだった。しかし、「案ずるより産むが易し」の言葉通り、そういった混乱は当初だけだったようだ。協議会の場でその副院長はその後、次のように続けた。

「でも、その後、『神奈川モデル』が全国から注目されることになり、今ではスタッフもやりがいを感じながら仕事をしています。今は知事に感謝しています」

2 医療提供体制「神奈川モデル」をめぐって

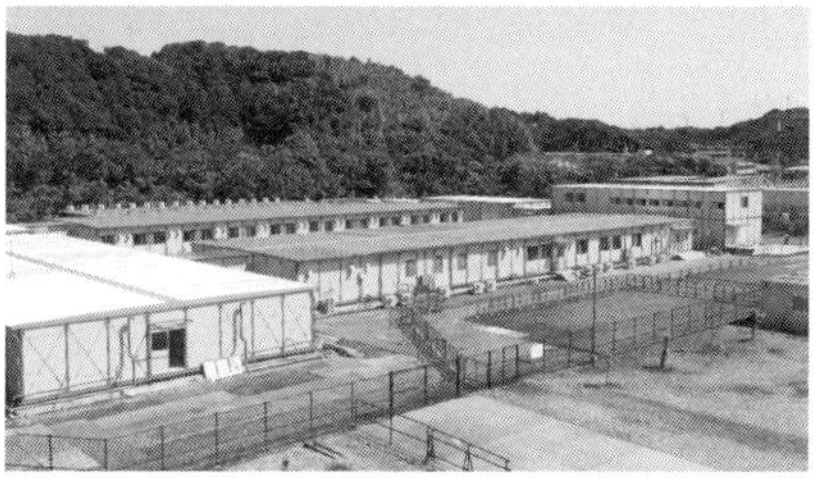

畑中って誰⁉

神奈川県のコロナ対応を語る上で、どうしても抜きに語れない人物が阿南氏以外にもいる。畑中洋亮という人物だ。彼がいたからこそ、「神奈川モデル」を含め、新型コロナ対策で全国の先頭を走り続けることができたのは間違いない。

38歳とは思えぬ、自信に満ちあふれた立ち居振る舞いで、誰に対しても全く物怖じすることがない。頭の回転の速さも抜群で、次々と的確なアイデアをぶつけてきてくれる。天才とはこういう人物を言うのではないだろうかと、私は常々思っていた。

彼との出会いは2019年5月、彼が代表理事を務める一般財団法人「あなたの医療」と神奈川県が生命保険の照会・請求代行に関する実証事業を始めたのがきっかけであった。親族が亡くなった時、故人がいったいどんな生命保険に入っていたか、わからないケースは多い。彼自身もそういう経験をして苦労したとのことだったが、それを家族に代わって、追跡調査をする仕事を県と協同して始めようというのである。常々、私自身も同じ問題意識を持っていたので、協定を締結することになった。

畑中氏の父親は元金融庁長官の畑中龍太郎氏で、家には幼い頃から大蔵省（当時）はじめ仕事関係の人間がしばしば出入りしていたと言う。そういう家庭環境で育ったことから、畑中氏は霞が関や永田町に幅広い人脈を持っていた。

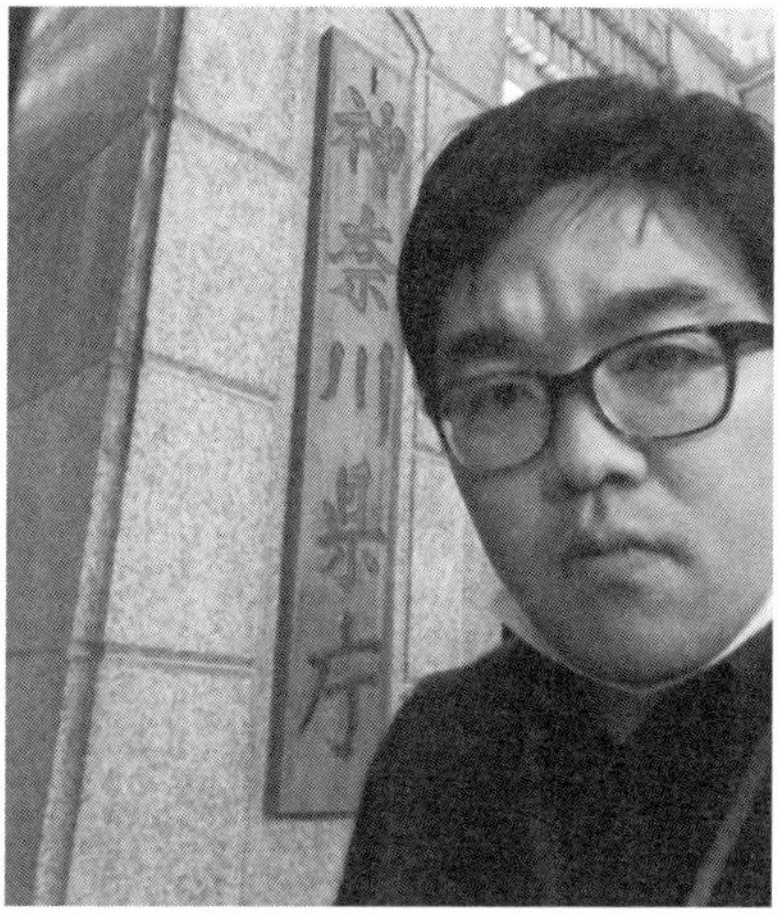

畑中洋亮顧問

彼を私に紹介してくれたのは、総務省から神奈川県庁に出向している脇雅昭未来創生担当参事監であった。国からの出向者は通常は2〜3年で戻るのだが、彼は「神奈川県庁が面白い」と言って7年間も居残ってくれていた。全国の公務員をつなぐ「よんなな会」の主宰者でもあり、しばしばメディアでも取り上げられている〝名物公務員〟である。

初めて、畑中氏と脇参事監も交えて一緒に会食をした際には、県が推進する「未病コンセプト」（後述）ですっかり意気投合し、大いに盛り上がった。「日本の医療を変えたい！」との強い思いが私と見事に一致したことから、私は彼を同志と感じていた。

彼は医師ではなかったが、医療に関する知識が豊富で、その用語の使い方も含めて医師だと思い込んでいた職員も少なくなかった。以前、アップル社に勤めていたことがあり、ＩＣＴ（情報通信技術）にも精通していた。また、「株式会社コトブキ」という公園の遊具を扱う会社の取締役社長室長という肩書も持っていた。

しかし、「畑中って誰？」と聞かれても、簡単には答えられないスケール感を私は感じていた。彼の能力をうまく活かす場さえ用意できれば、きっとそれで大きな仕事をしてくれるに違いないと思っていた。そんな場がいきなりやってきたのだった。

新型コロナウイルス感染症対策本部立ち上げのきっかけ

県庁職員がダイヤモンド・プリンセス号からの患者搬送業務に日夜追われていた頃、畑中氏が突然、知事室にやってきて、「自分はほんとうは危機管理の専門家です。今から大至急、対応しなければたいへんなことになりますよ」と言う。これまでたくさん話してきたつもりだったが、危機管理の話などしたことがなかっただけに驚いた。

彼は県庁に特別な部屋を用意して、新型コロナ対策室を設置し、全庁から職員を結集させて、集中的に作業にあたらなければならないと強く主張した。当時はダイヤモンド・プリンセス号以外では、新型コロナ患者はわずかしか出ておらず、世の中ではまだコロナがそこまで大騒動になっていない時期である。その提案はあまりに唐突に聞こえた。そこまでする必要があるのだろうか？

しかもその代表に自分がなりたいと言うのである。それは全く荒唐無稽《こうとうむけい》な話で、彼には県の顧問をお願いしてはいるが、県庁職員にとっては外の人である。しかもほとんどの職員は彼のことを全く知らない。それがいきなり新しい組織のトップに座り、その指揮下に入って仕事をしろと言われても、職員たちが猛反発するのは目に見えていた。

彼は自らのビジョンをまとめた企画書を基に、滔々《とうとう》とその必要性を私の前で論じ始めた。そのプレゼンテーションを聞く限り、まさに危機管理の専門家の名に恥じぬものだと思わざるをえなかった。

私が一番感銘を受けたのは、彼の並々ならぬ危機意識であった。まだ、誰もそれほどの危機感を感じていない段階で、最悪の事態を想定して準備を始めなければならないと言う。私もキャスター時代に取り組んだ救急医療キャンペーン報道の経験から、危機対応は自分の専門分野と自負していたからこそ、彼の思いには強く共感するところが多かった。

そこで、私は彼の提案を受け入れることを決断した。ただ、彼をいきなり対策本部のトップに据えることだけは認めるわけにはいかなかったが。

3月16日、県庁内の大部屋に90名規模の新型コロナウイルス感染症対策本部を立ち上げ、本部長は私、副本部長には首藤健治副知事をあて、畑中氏には統制部の顧問というカタチで参加してもらうことにした。

しかし、そもそもトップとして自分が中心となって全体を仕切りたいという思いの強かった畑中氏の扱いは容易ではなかった。とにかく、群を抜いて優れた才能の持ち主であることは間違いないが、あまりの激しさゆえに、あちこちで衝突していた。大きな組織であるがため、いくら言っていることが正しくても、そんなに簡単に彼の思うように動くはずもない。

たとえば県の局長というのは、県庁職員の最高幹部である。姉妹都市として協定を結んでいるドイツのバーデン・ビュルデンベルク州に行った時に気づかされたが、地方分権が徹底した国では、局長は大臣なのである。そんな〝大臣〟が、外からいきなりやってきた若造の指示に全面的に従うなんてこと自体、ありえない。

しかし、そんなことは彼にはわからない。

「こんな状態ならやっていられないから、辞める」

とすぐに口に出す。また、そのたびに県庁職員からは、

「私たちは辞めようと思っても辞められません。そんな中で必死に頑張っているのに、『辞める、辞める』を連発するような人とは一緒に働けません」

確かにその通りだ。しかし、組織の論理を優先すべきなのか、それとも、組織に波風が立ったとしても、優秀な人材を残してそのチカラを活かすべきなのか、私は迷いに迷った。

その時、自分のフジテレビ時代のことが蘇ってきたのだった。

異分子をマネジメントできるか

生意気だけど、能力のある、いわゆる異分子をどれだけマネジメントできるかで、強い組織になるかどうかが決まる。私がいた頃のフジテレビにはそういう気風があった。異分子は上司からすればとかく扱いにくい。突出した能力の持ち主であればあるほど、その傾向が強い。そんな異分子を他の部署へ飛ばすのは簡単だ。上司からすれば、飛ばしたくなるだろう。

しかし、そういうことを続けていたら、その組織はイエスマンばかりになってしまう。特に組織のトップがそういうタイプだと、組織はもろくなる。トップにとっては、居心地がいいかもしれないが、異論をぶつけてくる人材がいなくなると裸の王様状態になってしまう。いい情報しか耳に入ってこなくなるし、いざ、困難な状況に陥った時、それを乗り越える能力を持った人材も周りにいなくなる。これは企業がダメになる一つの典型的なパターンだ。

私がいたテレビ局というクリエイティブな現場では、優秀な人材ほど、生意気で、扱いにくいというのがむしろ普通だった。私の周りにもそういう能力のある異分子がたくさんいた。上司を上司とも思わず、言いたいことをずけずけ言うツワモノも少なくなかった。

そんな中で、上司によってそのセクションのパワーが圧倒的に変わるのを何度も目撃してきた。生意気な部下を好まず、すぐに排除する幹部もいた。逆に、そういう異分子を好み、自分が上層部に激しく責められながらも必死に耐え忍び、部下を守ろうとする幹部もいた。

　私自身はあえて上司に盾突くわけではなかったと自分では思っていたし、特別な能力に恵まれていたわけでもなかったが、異分子の一人であったことは間違いなかっただろう。上司から理不尽ないじめにあったこともあったし、逆に大抜擢され、重用されたこともあった。

　サラリーマン生活30年の間には、山あり谷あり、いろいろなことがあった。組織の中で生きるということは誰にとってもそうだろう。光だけの人生なんてないし、影だけの人生もない。


　私はよく県庁の新採用職員への訓示の中で、次のように言う。

「組織とはそもそも理不尽なものと思ってください。これから県庁に入って働き始めると、理想と現実のはざまでみんな悩むことになるでしょう。それがむしろ普通です。そして、どうして自分は認められないんだ、なんで理不尽な扱いを受けるんだと思うことも必ずあるでしょう。でも、その時は、決してめげないでください。あきらめないでください。むしろ、組織とはそういう理不尽なものなんだと思って、乗り越えてください。必ず、どこかで誰かが見てくれています。それを信じて、進めば、必ず道は拓けます」

私も結果的には最高に恵まれ、充実したサラリーマン生活を送ることができたと思っている。フジテレビには感謝の気持ちしかない。私にとって敵も味方もいたが、異分子をマネジメントしなければならないという当時の社風が、私を守り、育ててくれたのだ。

だからこそ、私は知事になってからずっと、能力ある異分子をうまくマネジメントすることを心がけてきたつもりだ。知事には大きな権限が与えられているからこそ、よくよく注意していないと部下がイエスマンばかりになってしまう。

畑中氏こそまさに能力はあるが生意気な、典型的な異分子だった。だからこそ、彼をうまくマネジメントしなければならないと私は強く思ったのである。しかし、その役割を自分一人で担うことはできない。私がもし直接、畑中氏を守ろうとすれば、おそらく多くの県庁職員の気持ちが離れてしまうだろう。この未曽有の危機を乗り越えるためには、全員の気持ちが一つになっていることが重要だ。そんな中で、暴れん坊、畑中氏をうまくマネジメントするために間に入って見事に調整してくれたのは、首藤副知事であった。

4月1日、阿南氏と共に畑中氏を「統括官」に任命した。統括官であるから、全体を統括するエライ人という意味合いは確かにある。しかし、トップとは言っていない。

しかも阿南氏と畑中氏を同格で遇したことから、畑中氏の〝毒〟もかなり中和されることになった。畑中氏も現場の最前線を知り尽くした阿南氏には勝てないという意識が働いたのだろう。この2人のタッグは抜群の成果を挙げることになった。

ここから、ギスギスしていた県庁職員と畑中氏の関係もほぐれてきた。職員も畑中氏の優秀さを素直に受け止めるようになってきた。中でも時に、自ら畑中氏の攻撃にさらされながらも、私の命を受け、あちこちで絡み合った感情の糸を一つひとつていねいに解きほぐし、チームを作り上げていった首藤副知事の功績は大であった。

「神奈川モデル」の原案とは

全国からも注目された新型コロナウイルス感染症に関する医療提供体制「神奈川モデル」の原案は、対策部会が立ち上がる前に、畑中氏が最初に持ってきた企画書の中に書かれていたものであった。

患者はまず、「帰国者・接触者相談センター」に相談し、必要があると判断されたら「帰国者・接触者外来」で診察を受ける。そこでさらに必要があると思われた患者は「集合検査場」でＰＣＲ検査を受け、「重症」と判断されれば重点医療機関に、「軽症・無症状」は自宅、または宿泊療養施設へ搬送する。これが原案であり、この時点では「中等症」という概念はなかった。要するに、「分散型」から「集中型」へという点が最大のポイントであった。感染症法上は分散型となっているわけだから、厚労省の抵抗が予想された。

畑中氏はダイヤモンド・プリンセス号の現地対策本部で指揮を執り終えたばかりの橋本岳厚労副大臣（当時）と自見英子政務官（当時）、さらに日本医師会の横倉義武会長（当時）の元を訪れ、「少量の感染症専門病室を保有している病院が分散している医療体制ではダメです」と熱弁をふるった。その後、私自身も畑中氏とともに厚労省を訪れ、加藤勝信厚労大臣（当時）にこの案を提案した。

加藤大臣の第一声は「あなたが畑中さんの息子さんなの？」だった。大蔵省出身の加藤大臣にとっては、先輩の息子さんということで、一気に親しみを覚えたようであった。我々のプレゼンテーションに対して、厚労省の幹部からも特に異論は出てこなかった。橋本副大臣、自見政務官からの強い推しもあったことがうかがえた。

結局、加藤大臣はこの「神奈川モデル」の原案を即刻採用し、国の考え方として推進することを決めた。加藤大臣ももともと「未病コンセプト」のよき理解者であり、神奈川県で2年に一度開催している「ME-BYOサミット」にはいつも応援のビデオメッセージを寄せてくれていた。お互いに信頼のベースがある中での神奈川県からの提案であったことも作用したに違いないが、国の決断は早かった。

しかし、その後、我々の「神奈川モデル」のほうは進化していた。それは前述したとおり、阿南氏がＤＭＡＴの経験を基に、「中等症」という概念を打ち出したことによるものであった。

のちに、加藤大臣が重点医療機関の一つである循環器呼吸器病センターの視察に訪れた際、我々の説明に対して、「あれ？『神奈川モデル』は変わったんですか？」と反応したのが印象的だった。キチンと覚えていてくれたことに感激しつつ、私は答えた。

「はい、変わりました。『神奈川モデル』は時々刻々、進化していますから」

対策本部がコールセンターに？

我々の最大の使命は医療崩壊をなんとしても防ぐということだった。新型コロナ患者受け入れ態勢を整えるのは言うまでもないが、通常の医療も守らなければならない。畑中氏は次のように主張した。

「医療崩壊を防ぐためにはそれぞれの病院が実際にどういう状況になっているかを毎日、把握していなければダメですよ。入院患者がどれだけいて、空きベッドはどのくらいあり、どんな医療物資が不足しているか、外来は受け付けているのかどうか、何か困ったことはないかなどなど、毎日、病院と連絡を取って、調べて公表しましょう」

そのために、連絡する人材、医療物資を調達する人材などを他の部局から対策本部に集めてほしいと言う。毎日、一つひとつの病院にメールかＦＡＸで連絡をし、回答がなかった病院には電話をかけるという〝原始的な〟やり方ではあったが、これが一番、確実なのだと言う。ただちに川島剛人事課長に命じて、態勢を整えた。

のちに畑中氏が一連の流れを振り返って、最大の功労者は川島人事課長だったと評した。川島人事課長はどのようにすれば、私の思いが県庁組織全体に浸透し、実現に到るかを常に考え、実行に移していく実務家だった。かつての県庁には新しいことをやりたがらない気風もあったが、今は真逆になった。新しいことにどんどん挑戦していくことが普通になった。組織を動かしていく上で人事がいかに重要か、私は痛感していた。

まず、私は川島人事課長の提案を受けて、県庁職員向けのメッセージを動画で発信することにした。県庁職員はみんな登庁次第、必ず、パソコンで県のホームページを立ち上げるが、そのページの最上段では私の動画が見られるようになっており、折に触れ、職員向けのメッセージ動画を掲載していた。庁内広報も重要だという外部からの意見を取り入れて、実施してきたものである。

「通常業務は非常時優先業務のみにしぼり込んで、あとは全部新型コロナ体制。それくらいの勢いでしっかりとこの難局、乗り越えていきたいと思いますので、どうぞよろしくお願いします」

これまでの行政改革の流れの中で、神奈川県庁は人員を大幅に削減してきたため、ただでさえ、それぞれの部局はギリギリの人員で業務を行っている。そんな中、職員をプロジェクトにあてると言っても、現場の抵抗が予想された。だからこそ、知事が全庁向けメッセージを出すことで、今は非常事態だという認識を全庁的に共有し、気持ちを一つにする必要があったのである。

これにより、全庁のさまざまな部局から人材を新型コロナ対策本部に集中させ、3月16日、まずは90名の態勢でスタートさせた。ちなみにピークの5月半ばには190名もの巨大部署になっていた。局長はじめ、各局の職員が人事課の要請に積極的に対応してくれたからこそ出来上がった全庁体制であった。

まずは、県内約350の病院の電話番号のリストを作るところから始まった。それだけで1週間かかったと言う。病院の状況を知ると言っても、病院側にすべてを把握している人がいるとは限らない。そのため、それぞれの病院の中で、救急や外来などの病院自体の稼働状況を把握している総務担当、マスクや人工呼吸器の数などに詳しい物資担当、患者を搬送できるかどうかを知っている患者搬送担当の3つに分けて、それぞれの連絡先を明記したリストを作ったのだった。

調査票にも工夫をこらした。忙しい病院の担当者が回答する上で余計な煩わしさを感じないように、畑中氏が医療業界の友人にきめ細かくリサーチし、作り上げたのだった。対策本部はコールセンターのような状況になり、毎日のデータ収集作業が始まったのであった。

幻の〝コロナファイターズ〟

実際に作業を始めてみると、この医療機関のモニタリングシステムにより、「医療用マスクが足りない」「防護服がなくなりそう」など、個々の病院の具体的な状況がどんどん浮き彫りになってきた。さらに、この作業を通じて、我々は信じがたい医療現場の現実を知ることになった。それは、医療関係者を苦しめる偏見、差別だった。

「新型コロナの患者を看ているナースの子どもは保育園に来ないでほしいと言われた」

「病院の納入業者は新型コロナ感染が怖いからと納品を拒否された」

「家族がイジメにあっている」

こういった問題はその後、メディアでも注目されることになったが、真っ先に現実を把握して具体的なアクションを起こしたのは神奈川県であった。私は早速、「医療関係者への偏見をやめよう！」「医療関係者への応援メッセージを出そう！」と呼びかけた。

急遽《きゅうきょ》、ロゴマークも作り、動画も作成し、キャンペーンを展開しようと記者会見で発表もした。しかし、これが思わぬ展開となってしまった。

「頑張れ！　コロナファイターズ！」

そう名付けたキャンペーンは、結果的にはネットで炎上し、猛烈な批判にさらされることになり、大々的なキャンペーンはできずに終わってしまった。

発表した直後は、好意的な意見のほうが圧倒的に多かった。いくつかのテレビ番組でも取り上げられた。テレビが話題にしたというのは、そういうメッセージが当時は新鮮だったからである。スタジオの医療関係者のコメンテーターはほとんど「こういうカタチで応援していただくのはありがたい」と言っていたのである。

しかし、あるテレビ番組で有名なタレントが「『コロナファイターズ』ってコロナ側の人みたいやないですか。しっかりやってほしいわ」と批判的なコメントを発した。それがきっかけとなり、一気に流れが変わってしまった。ネット炎上の怖さを私も痛感することとなった。割り切れない思いもあったが、表現に不快感を示す人が少なからずいる以上、強行すれば、肝心のメッセージが伝わらなくなってしまう。そこで、「コロナファイターズ」という表現そのものは使わないことにしたのであった。表現はともかく、医療従事者への偏見と差別はやめてみんなで応援しようという流れはここから広がっていったと私は思っている。

そんな想定外の展開もあったこの医療機関のモニタリングシステムであるが、厚労省の評価は高く、その後、全国展開することとなった。公式の会議の場で、厚労省の幹部が「神奈川のやり方を真似させていただきます」と発言したのには驚いた。日本医師会の横倉会長も「神奈川の俯瞰《ふかん》するシステムは日本全国で採用するべきだ」と発言して後押しをしてくれた。

しかも、これが全国8000の医療機関の情報を毎日集約するG-MIS（新型コロナウイルス感染症医療機関等情報支援システム）につながったのである。神奈川県が提案し、国が採用するという流れはここから次々にできていった。

日本版オードリー・タン現る？

『フォーブスジャパン』（2020年8月3日号）で、「日本版オードリー・タンは生まれるか？　新型コロナ対策、神奈川の秘話」というタイトルで神奈川県の新型コロナ対策が特集された。その記事で焦点を当てられたのは畑中氏であった。オードリー・タンとはコロナ危機で大活躍した台湾の天才デジタル担当大臣である。そんな人物に擬せられていて、私も驚いた。この中で彼は次のように語っていた。

「『コトブキ』では常に危機管理を担当していました。震災や大雪のときに物流や製造などサプライチェーンが逼迫《ひっぱく》したり、製造物である遊具で子どもが大怪我をしたり、会社が傾くような大きな危機を何度も差配してきました。それでも現場に駆けつけて、問題と向き合いました。何が起こっているのか、なぜそれが起こったのか、なぜその不具合が起こる仕組みが生まれたのか、組織に問題はなかったのか、と問題は掘れば掘るほどそこには組織が変わる大きなチャンスが眠っています。危機はチャンス。『逃げないで背負う』ほうが良いことはたくさんある。私はそれを知っています」

彼が自らを「危機管理の専門家」と称していたのはこういう体験に基づいていたのである。つまり公園の遊具の危機管理の経験を誰も経験したことのない新型コロナの危機管理に活かしたということになる。おそらく「医療の専門家」には思いつかない発想が次々と提示されたのは、こうした背景があったからこそなのであろう。県庁内での議論に大きなインパクトを与えてくれた。

ところで、『フォーブスジャパン』の記事のタイトルはなぜ、オードリー氏と畑中氏を結び付けたのだろうか?

ちなみにオードリー氏はまさに天才の名にふさわしい経歴の持ち主だ。16歳でインターネット企業の立ち上げに参加し、アメリカのシリコンバレーでは時給100万円超でアップル社などの顧問を歴任したという。33歳でビジネスの世界からリタイアを宣言し、2年後、35歳の史上最年少でデジタル担当大臣として入閣した。

新型コロナ危機に直面した台湾も当初は深刻なマスク不足に見舞われた。政府は実名購入制を導入したが、オードリー氏は民間のプログラマーたちのチカラを動員し、地図上でマスクの在庫をチェックできるシステムの開発を進めた。それにより、台湾中の薬局情報が表示された地図上のアイコンをクリックすると、成人用と子ども用のマスクの在庫がどの店にどれくらいあるか、誰でもわかるようになった。最初は地図上の在庫データが30分おきに更新される仕組みだったが、それが30秒おきにまで改善され、さらにはコンビニで予約購入ができるようにまでなった。こうして台湾のマスク不足は一気に解消された。そして、オードリー氏は世界中から注目されることとなったのである。

オードリー氏が重視したのは、全体像をデータ化し、〝見える化〟することだった。この点において畑中氏と相通じるものがある。

創業100年を超える「コトブキ」の改革を求められた畑中氏は、IT子会社を立ち上げ、日本全国にある11万件の公園のデータベースを作り、それを検索できるスマートフォンアプリを開発した。11万件もの公園のデータを集めるというのは気の遠くなるような作業である。1700以上の基礎自治体のホームページにアクセスすることから始め、自治体が管理していない公園については、グーグルマップを使ってしらみつぶしに調べていったのだと言う。

「1回やり切るというハートの強さと原資（カネ）と体力を持って、誰かが汗をかいて、バラバラなものを集め切ることが大事です。それをデータベースにすれば、俯瞰した状況をみることができるようになり、ものすごく強力な仕組みができます」

「全体を把握しなければ、次の手が打てない」という「コトブキ」での畑中氏の体験が病院モニタリングシステムにつながったのであった。それはまさにオードリー氏の発想と軌を一《いつ》にするものであった。ちなみに畑中氏は自らのフェイスブックに次のように書いている。

「2008年、社会人になった時、ビジネスマン人生は12年と決めた。その次の12年は公の仕事をすると決めていた。今年が12年目、区切りをつける。2010年、ベンチャーに行く時、公の仕事をする時にあらゆる選択肢が持てるように、卒業時には10億円作りたい。そう創業者と約束した。今週の上場で、ありがたいことに、それくらいの資産にはなるだろう。2つの目論見がほぼ同時に起こることは、図らずも巡り合わせではある。

しがらみなく公の仕事をすること、あらゆる選択ができること、これを大変重要視してきたので、こだわりと感謝を持って、進みたい」

ベンチャーから公への言葉通り、畑中氏は神奈川県の顧問を続けながら、7月から厚労省の健康局参与兼新型コロナウイルス感染症対策推進本部CIO（情報統括責任者）補佐に就任したのであった。『フォーブスジャパン』の特集記事のタイトルが腑にストンと落ちる気がする。

目を疑った「神奈川モデル」にバッテン!?

医療提供体制「神奈川モデル」が連日メディアでも取り上げられ、高い評価を受けている時に、テレビ神奈川を見ていて仰天した。県医師会副会長が新型コロナウイルスについて語っているミニ番組だったが、「神奈川モデル」の図を出し、なんとそこに大きなバッテンをつけたのだ。それは動画として県医師会のホームページにもあげられていた。県医師会が県の方針に反旗を翻してきたのかと私は身構えた。

思えば、私と県医師会は必ずしもこれまでずっと一貫して良好な関係を続けてきたというわけではなかった。特に私が知事に就任した直後、県医師会と激しく対立したことがあった。それは准看護師養成停止問題であった。

これは私がキャスター時代からずっと取り組んできた問題だった。ナースには看護師と准看護師がおり、両者は教育レベルも資格レベルも違うのに現場では同じ仕事ができるという矛盾に満ちた制度である。日本看護協会は一貫して制度廃止を訴え続けてきたが、日本医師会の猛反対で制度は温存されてきた。それを私が二十数年前に、同じような制度があったイギリスがいかにして矛盾を是正してきたかを現地リポートで紹介し、日本もそれに倣うべきだと当時の番組と『中央公論』などを通じて提言した。

それは「准看護師制度廃止」ではなく、「准看護師養成停止」という、いわゆる看護教育改革によってこの問題を乗り越えようとするものであった。それに基づき、厚生省（当時）の検討会も動き出し、１９９６年に「看護教育は21世紀初頭に一本化」という方針がまとめられた。日本医師会も合意したはずだったが、その後、地方医師会の突き上げによって日本医師会も態度を豹変させ、検討会の報告書は実現することなく終わった。

私が知事になった時、県内にもまだ准看護師養成学校が3つあり、県が補助金を出していた。私は「看護教育の在り方検討委員会」を立ち上げ、この問題を検討してもらった。すると、県医師会のメンバーも入っているその委員会で、「准看護師養成は早期に停止すべき」との報告が打ち出された。それに基づいて私は、「県内の准看護師養成学校への補助金を打ち切る」と発表した。

ところが、当時の県医師会長が血相を変えて知事室にやってきて、撤回を求めたのである。それはかつて見た光景と重なる気がした。「県医師会のメンバーも入って決めたことだから、そんな無理を聞くわけにはいかない」と私は激しく突っぱねた。それ以来、私と県医師会は絶縁状態になった。

この問題は私にとっては、長年自分が関わってきた重大なテーマであったため、補助金打ち切りを実行する構えは断固として崩さなかった。当時の担当職員はたいへんだっただろうが、なんとかして、県医師会と合意できる点はないか探ってくれた。その彼らの努力が実って、最終的に打ち切りを1年先送りすることで折り合いがつき、関係も修復することができたのだった。

もともと私はキャスター時代は、反医師会の急先鋒だった。1989年から取り組んだ救急医療キャンペーンもそうだった。「日本にも医療行為のできる救急隊を実現しよう」と主張する私が真っ向からぶつかったのは、「医師でなければ医業をしてはいけない」という医師法第17条を盾に立ちはだかる日本医師会であった。

最終的には救急救命士制度ができて決着したが、私は2年間にわたって、「日本医師会が反対するから救急現場でいのちを救える制度ができない」と反医師会の主張を展開し続けたのであった。そして、そのキャンペーンの直後から取り組んだのがこの准看護師問題であり、またもや医師会を敵に回すこととなったのである。

そんな私が神奈川県知事選挙に立候補することになった時、当然、県医師会の中では異論が出たに違いない。立候補にあたっては県医師会長にも挨拶に行ったが、その時、次のように言われた。

「あなたが医師会に厳しいことは知っています。でも、一つだけ確認させてください。

国民皆保険制度に賛成ですか？」

私は当然のごとく、「ＹＥＳ」と答えた。

「それなら応援させてください。いろいろ意見の違うことはあるでしょうが、お互い神奈川県の医療をよくするためにがんばりましょう」

そう言ってくれたにもかかわらず、知事に就任してしばらくして絶縁状態になったのであった。関係修復後は幹部のみなさんとも時折、会食をする機会もあり、今はきわめて良好な関係を保っている。県医師会こそ地域医療を支える最前線であり、県はしっかり連携していかなければいけない。その重要性を私は十分に理解しながら、県政を進めようと最大限に努力しているつもりである。しかし、県医師会のメンバー全員が今の私の姿勢を評価しているかどうかはわからない。

そんな背景があったからこそ、「神奈川モデル」の図に大きなバッテンをつけられた時、いきなり反撃に出てきたのかと思ったのだった。私も戦闘モードに入ろうとしていた。

ケガの功名、「神奈川モデル・ハイブリッド版」へ

早速、首藤副知事らが県医師会にその真意を確認に行った。すると、決して、「神奈川モデル」を否定しているわけではなく、もっと進化させるべきと思って発言をしたのだと言う。改めて、動画における副会長の発言の内容を確認してみると、次のようなコメントになっていた。

「県は『神奈川モデル』を発表しましたが、まだ不十分です。神奈川県医師会と神奈川県病院協会は各地域の実情に合わせたハイブリッド型の『神奈川モデル』を作成し、実行しようとしています」

「まだ不十分」と言っているだけで、「ダメだ」と否定しているわけではなかった。我々だって最初から完璧なモデルを提示できているなどとは思っていなかった。しかし、そのコメントに合わせて「神奈川モデル」の図が大写しになったところに大きなバッテン

がつけられたのだから、誰が見ても否定しているとしか思えない。おそらく、動画を作成する段階で、作業にあたった人が、「まだ不十分」というコメントに合わせてバッテンを入れたに違いなかった。

県医師会はただちにその動画からバッテンを消して対応してくれた。新型コロナ対応に一致団結してかからなければならない時に、医師会といがみ合うのは誰の得にもならない。私は一件落着して安堵した。

そして、県医師会の言う「ハイブリッド型の神奈川モデル」とは何を意味するのか、しっかり耳を傾けてみた。すると、きわめて理に適った話であることがわかり、県も一緒になって作っていこうということになった。そもそも県医師会との意思疎通が十分ではなかったことがこういう事態を招いたに違いない。我々も大いに反省しなければならなかった。ケガの功名と言えるよう、お互いにとってプラスの結果としていかなければならないと強く思った。

ここから県医師会、県病院協会と具体的な検討が進み、4月17日、記者会見で「進化した『神奈川モデル・ハイブリッド版』が始動します！　第一弾として横須賀市・横須賀市医師会・三浦半島病院会が共同で集合外来・集合検査場を設置します！」と発表したのだった。

医師会が不十分と指摘していたのは、それぞれの地域との連携が不十分だという意味だった。それを補うために、地域ごとに医師会、病院会、自治体がそれぞれに工夫して、独自の集合外来・集合検査場を作ることにし、検査するスタッフがボックスの中に入るウォークスルー方式やドライブスルー方式など、地域の状況に応じて、体制を整備していった。横須賀・三浦地域を皮切りに県内25か所が整備されることになったのであった。

横倉日本医師会前会長とのご縁

医師会とのエピソードでぜひ記録に留めておきたいと私が強く思う人がいる。それは前日本医師会会長の横倉義武氏である。彼とは政府の健康・医療戦略参与会合のメンバー同士であったが、そもそもの出会いは20年近く前になる。失礼ながら、私はその時、横

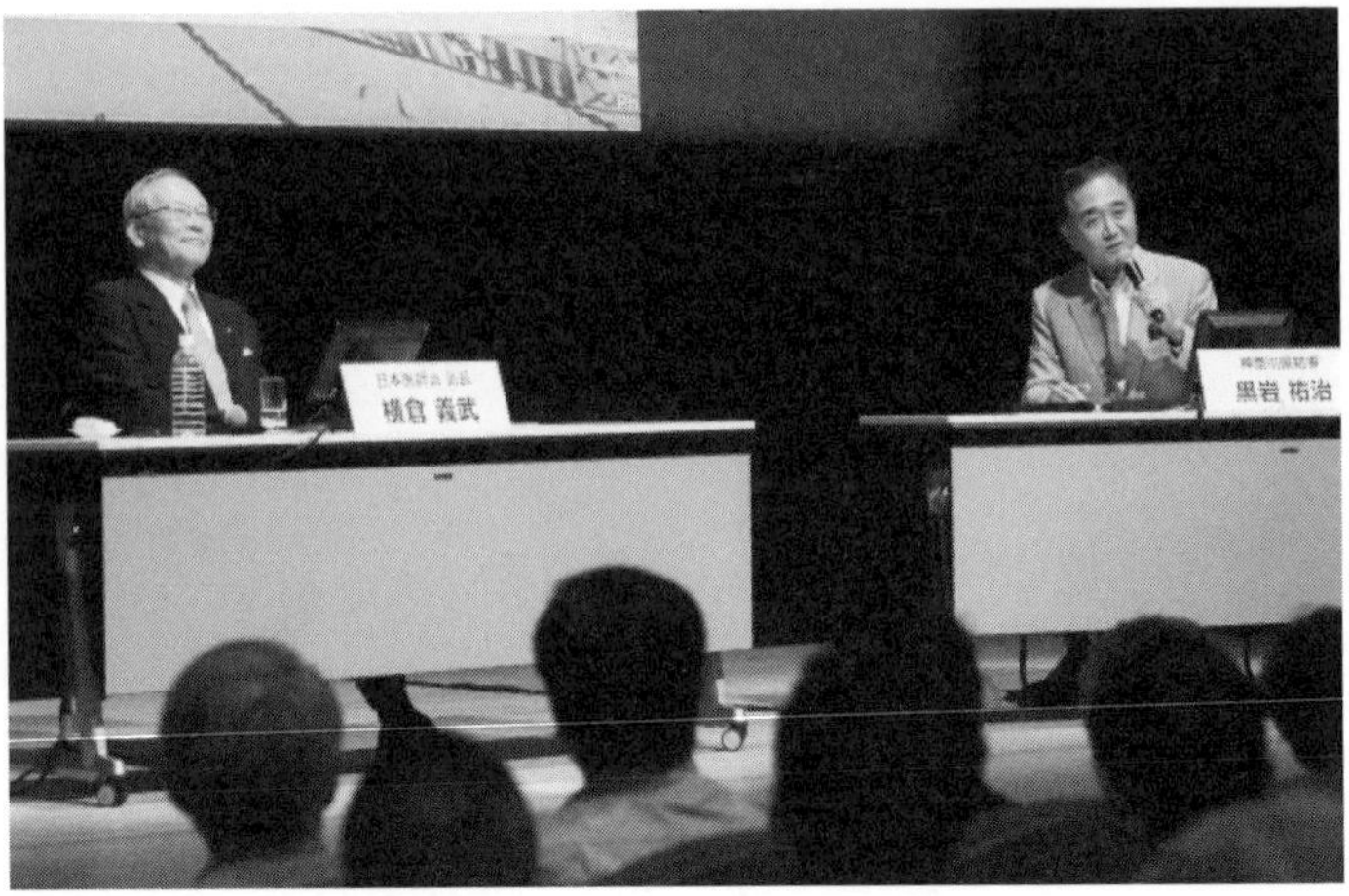

横倉義武前日本医師会会長（左）

倉会長のことを認識していなかった。知事になってから〝再会〟した時、彼から言われてハッとしたのだった。

それは、かつて准看護師問題で私が福岡県の看護協会に呼ばれて講演した時のことだった。当時の私はまさに反医師会の急先鋒であったがゆえに、いかに医師会が横暴を極めているか、そのことによって患者中心の医療が実現できないでいること、ナースは本来患者のためにあるべきなのに、医師が自分たちのお手伝いさん的感覚でとらえているから、矛盾だらけの准看護師制度を死守しようとしているのだと、まさに言いたい放題だった。実はその会場に横倉会長はいて、私の話をじっくり聞いていたのだと言う。

そんなご縁であるから、私は彼から敵視されてもやむをえないと思っていた。しかし、実はその逆であった。

横倉会長が健康・医療戦略参与会合のメンバーとして参加した第1回目の会合の時である。私は会合のたびに、未病コンセプトについて語っていた。超高齢社会を乗り切るには病気になってから治すのではなく、日常的に未病を改善する努力をみんなでしなければならないとこの日も強調した。会合ではあいうえお順に発言することになっており、最初が私で最後が横倉会長だった。私の後、いろいろな人が発言していたにもかかわらず、横倉会長は私の発言に対してコメントすると言い出したのである。

私はやはり来たかと覚悟を決めた。後述するが、未病は「白」の健康と「赤」の病気の間を連続的な変化、つまりグラデーションでとらえる考え方である。医師会は反対するに違いないと思っていた。医師会は「赤」の部分で仕事をしているのであるから、それをグラデーションにするというのは「我々の仕事の領域を侵すのか」と考えるだろうと思ったのである。少なくとも、私の医師会に対するイメージはそういうものだった。

ところが横倉会長は次のように語ったのだった。

「黒岩知事の言った〝未病〟ですが、これはとっても重要な考え方です。そもそも我々医師会というのは、本来は地域の健康を守るというのが最大の仕事なんです。そのために未病という考え方は大事。私の地元出身の貝原益軒も言っていました」

江戸時代の儒学者、貝原益軒が著書『養生訓』で、長寿を全うするためには身体の養生だけでなく、精神の養生も重要だとしていたことを念頭に置いた発言だった。私は我が耳を疑った。本当にこれが日本医師会会長の言葉なのかと。まったく信じられない思いで思わず横倉会長のほうに目を向けた。横倉会長はいたずらっぽく、ニコリと笑い返してきたのだった。

実はこの発言が未病コンセプトの普及にとって決定的に大きな役割を果たすことになった。それまで厚労省は私の発言を聞いても聞かないフリをしているように私には感じられたが、この発言を機に対応が一変し、最終的には健康・医療戦略の中にも、「未病」という言葉が明記され、閣議決定されるに到ったのである。

後でその時のことを彼は私にこんな風に語ってくれた。

「実は未病について、日本医師会の中でも反対する人が大勢いたことはよくわかっていました。でも、県知事でこんなに医療や健康に対して、一生懸命語っている人はほかにいない。こういう人を応援せにゃならんよと言って、私が押し切ったんですよ」

私は胸が熱くなる思いであった。なんと大きな人物だろうか。私は感謝の気持ちとともに、心から尊敬の念を抱いた。その横倉会長が、先に書いたように、畑中氏が提案した病院のモニタリングシステムを絶賛して、日本全体で採用すべきと主張してくださったのもありがたく、うれしい話であった。

進化し続ける「神奈川モデル」が着目したこと

4月21日、厚木市の精神科病院「相州病院《そうしゅう》」で入院患者7人と看護師1人が新型コロナに感染するという院内クラスターが発生した。最初に感染が判明した40代女性患者の転院先が見つからなかったことから、院内で感染が広がったと言うのである。確かに精神科病院に入院している患者さんが新型コロナに感染した場合、どこでどう対応するべきなのか、これは重大な問題であった。

我々はさっそく医療提供体制「神奈川モデル」を精神科にも対応できるように検討を進めた。精神科の重症患者に対応するには精神科の専門性が強く求められるが、新型コロナ受け入れ病院にはそのような専門性を持ち合わせた医師や看護師はまずいない。かといって、精神科病院に新型コロナ患者に対応できる専門性を持った医療スタッフもまずいない。それならば、その受け入れ先を作るしかない。

どこにどうやって作るのか。精神科病院の中に新型コロナ対応ができる部屋とスタッフを確保するか、新型コロナ専門病棟に精神科の専門スタッフを入れるか、または全く新しい施設を作るかの、いずれかだろう。しかし、実際にどこの病院でどうするのか、具体的な話を進めるのは容易ではなかった。

統括官の畑中氏は「県立病院が先頭を切らないと絶対にできるわけがありませんよ」と県立病院機構の吉川理事長に強く迫った。吉川理事長はなんとかしてその要請に応えようと努力していたが、畑中氏にはなぜか及び腰と見えたようだった。そこで私の前で両者を交えた打ち合わせの場を持った。

吉川理事長は県立精神医療センターを動かそうとしているが、キチンと段取りを踏まないとうまくいかないことを強調した。その言葉を聞いて、私は吉川理事長が本気で実現に向けようとしていることを感じた。私はこのままいけばできると確信し、吉川理事長に「よろしく頼みますね」と依頼した。

ところが、畑中氏はそれだけでは確信が持てなかったようだ。打ち合わせの終わりに、畑中氏は私に向かってこう発言したのだった。

「絶対に県立精神医療センターにやってもらわないとダメですよ」

念を押すような発言だった。その瞬間、私はカチンときた。

「だからやると言ってるだろう」

私が畑中氏にそんな強い口調で話したのは初めてのことだった。彼も驚いたに違いない。

「わかりました。すみませんでした」

彼は素直に謝罪をしたのだった。

そして5月1日、神奈川県、県立病院機構、湘南鎌倉総合病院の三者が連携し、「精神科コロナ重点医療機関」を設置することを発表した。県立精神医療センターと湘南鎌倉総合病院が連携することで、お互いの足らざるところを補う連携のカタチが提示できたのだった。湘南鎌倉総合病院が協力してくれたからこそ、できた枠組みだった。それは鈴木隆夫理事長（当時）が使命感に燃えて対応してくださった結果であった。

さらに、湘南鎌倉総合病院の隣接地内に作っていたプレハブの新型コロナ専用病棟の一部を、そのために使うこととなった。我々は4月13日に今後の患者激増の事態に備えて、早々と全国初となる仮設病棟の建設を打ち出していた。誰しも早すぎると思った対応ではあったが、これが役に立った。まだ建設中だったことから、精神科コロナ対応にするべく、設計を変更したのである。

重症の精神科患者の場合、個室に隔離してもいきなり暴れ出し、突出した部分などを全部引き剥《は》がしてしまったりすることもあるという。そうならないために、初めから突出部をなくすように急遽、設計変更したのだった。

これをきっかけとして、あらゆる状況を想定しながら対応策を練っていった。子どもが感染した場合、両親が感染して子どもが取り残された場合、妊産婦が感染した場合、在宅介護を受けている人の介護者が感染した場合、ＡＬＳ（筋萎縮性側索硬化症）など難病患者の介護者が感染した場合、人工透析患者が感染した場合など、あらゆる事態を想定した体制を整備したのであった。それらはすべて全国初の取り組みだった。

3 新型コロナ専用ホテルを実現させた公務員魂

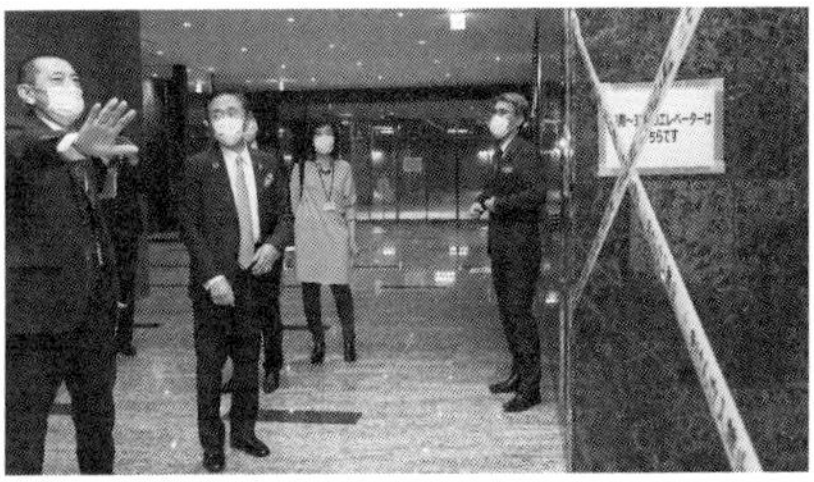

ホテル確保と風評被害の懸念

「神奈川モデル」は新型コロナの中等症患者を集中させる重点医療機関が注目されたが、実は最も重要なポイントは、陽性であっても軽症者・無症状者の患者は自宅または宿泊療養施設へという流れを作ったことであった。

感染症法上は、新型コロナウイルスの陽性患者は症状の程度によらず、感染症指定医療機関への入院勧告を受けることになっている。しかし、軽症者・無症状者が全員、入院となると、あっと言う間に、医療崩壊につながることは目に見えている。新型コロナ陽性患者は軽症者・無症状者が多いというのが、一つの特徴であった。そこで、自宅・宿泊療養施設が受け入れ先となれば、医療機関の負担を軽減できるに違いなかった。

問題は厚労省が従来の感染症法の枠を越えた提案を認めるかどうかであった。通常なら、厚労省が医療機関と認定して初めて、病院として機能できるようになる。今回の提案はホテルを病院代わりに使うということであり、かなり高いハードルと思われた。しかし、厚労省は「神奈川モデル」の原案を採用するにあたり、きわめてスピーディーに例外的措置として容認したのであった。

しかし、実際に新型コロナ患者専用のホテルを確保する作業は容易ではなかった。新型コロナの影響で、海外からの観光客が激減し、ホテル業界は軒並み厳しい状況に置かれているだろうから、全棟借り上げという話はホテル側にとっても悪い話ではないはずと思っていた。

あるホテルグループの社長に電話で直接依頼したところ、その場で了解を取り付けることができた。やはりそうだったんだと思って安堵していたら、すぐに折り返しの電話があって、「ホテル名は出さないでほしい」と言う。「ホテル名を出すほうが一般的には好意的に見られるのではないでしょうか」と話したが、ダメだった。

それも仕方ないかと思っていたら、今度は地元関係者から強い反対の声が寄せられた。「患者はホテルの部屋に隔離されて、外に出てくるわけではないから、不安視する必要はありません」と説得したが、「風評被害が怖い」と言う。結局、断念せざるをえなくなっ

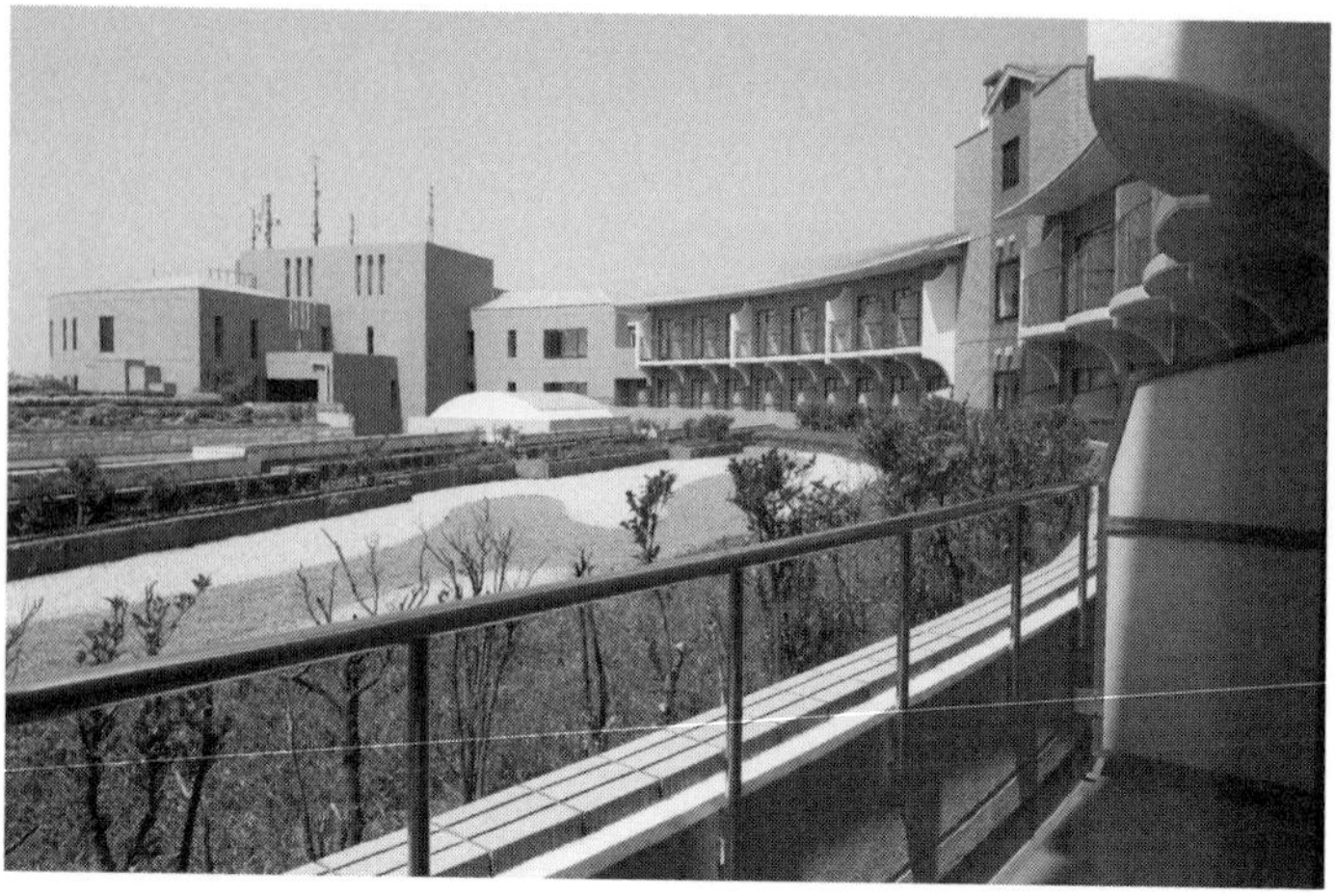

葉山町にある湘南国際村センター

てしまった。

次に、県が出資している湘南国際村センターにも依頼した。ここは26年前に「21世紀の緑陰滞在型の国際交流拠点」を目指して作られた、横須賀市と葉山町にまたがる広大な湘南国際村にある研修用宿泊施設である。元県庁職員がその協会の社長だからなんとかなると思ったが、県の施設ではないので私に決定権はなく依頼するしかなかった。

最初、社長は「社員の理解が得られない」「地元から反対の可能性がある」などと、難色を示していた。しかし、早く宿泊先を確保しなければ、「神奈川モデル」は機能しない。必死の働きかけが効を奏し、なんとか口説き落とすことができた。これでようやく100室は確保できた。

2300室確保までの曲折

あちらこちらのホテルを押さえて、少しずつ部屋数を確保していくのはそれだけでたいへんな作業である。それとともに、受け入れが始まった後の作業も分散して行わなければならず、対応は困難を増していた。1カ所でたくさんの部屋を確保できればそれに越したことはない。と考えていた時に、浮かんだ妙案があった。それはクルーズ船を丸ごと、借り上げられないかというものであった。

そもそもダイヤモンド・プリンセス号から始まった新型コロナとの闘いであったが、逆転の発想で、今度はクルーズ船を患者の隔離場所に活用しようということである。一瞬、ブラックジョークのように聞こえるかもしれないが、今は、クルーズ船こそ運航もままならず、経営的には危機的状況に陥っているだろうから、救いの手を差し伸べることにもなるのでないかと思った。ダイヤモンド・プリンセス号の時との決定的な違いは、宿泊療養者全員が新型コロナ陽性患者であるため、療養者間での感染拡大のリスクがないことである。

ちなみに横浜港を母港としているクルーズ船を調べてみると、「飛鳥II」の名前が上がった。これなら436室を一気に確保できる。今、どこを航海しているのかと調べると、なんと、横浜の大桟橋に停泊しているというではないか。県庁から目と鼻の先である。これも何かの縁と思い、社長に電話した。

しかし、クルーズ船というのは、今、接岸しているからと言ってすぐに客を迎え入れられるものではないと言う。「飛鳥II」も今は世界中から、次の航海に必要な物資を集めている最中であり、新型コロナ患者を受け入れるとしても時間がかかるという答えであった。妙案は幻と消えた。

大規模な宿泊施設と言えば、横浜にできたばかりのアパホテルがある。2300室もの巨大ホテルである。安倍晋三総理（当時）がアパホテルの社長に電話して新型コロナ対応の協力を依頼したというニュースも流れていた。しかし、2300室はあまりにも巨大であると同時に、ピカピカの新築である。ここが確保できれば、後は確保のための作業はしなくてすむだろうが、アパホテル側がいいと言ってくれるとはとても思えなかった。

交渉役には県庁職員のSDGs（後述）担当の山口健太郎理事を指名した。私が特に頼み込んで定年延長して、県庁に残ってもらった人物である。真面目で大人しいタイプ

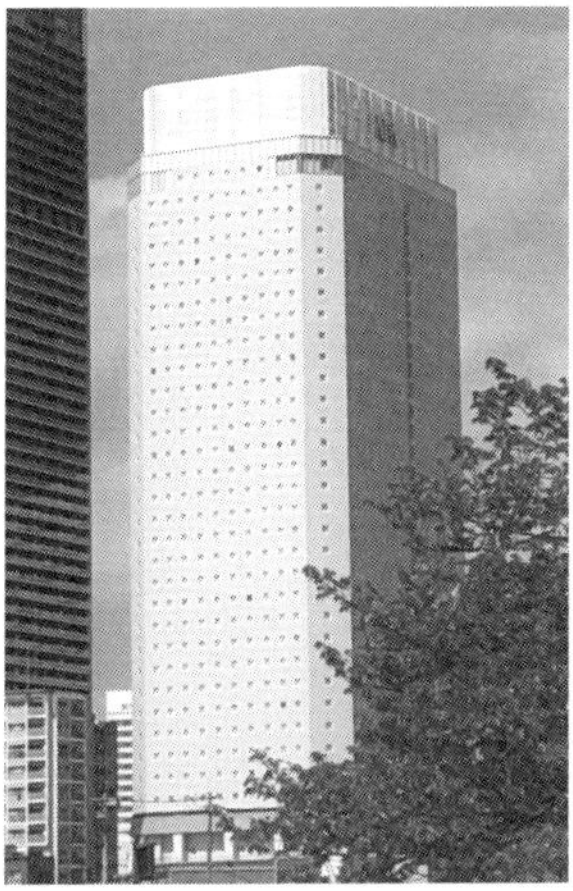

2019年9月20日に開業したアパホテル＆リゾート〈横浜ベイタワー〉

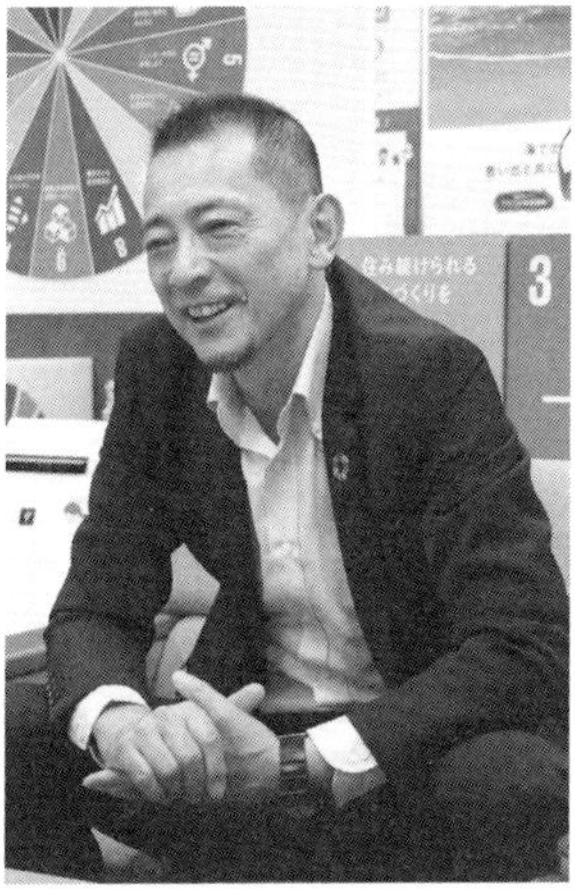

山口健太郎理事

が多い県庁職員の中でことさら異彩を放つ人物で、突破力という点で彼の右に出る者はいない。彼にはこれまでも難しい課題を担当してもらうことが多かったが、途中、紆余曲折はありながらも、結果にまで持っていくパワーのある人物であった。

彼を交渉役にというのは畑中氏のアイデアであった。よくこんなに短い間に見抜いたなと思うほど、言われてみればまさに適役だったし、彼以外にこの仕事をやりこなせる人物は思い当たらなかった。

彼は我々の期待通りに見事、アパホテルを口説き落とすことに成功した。これにより、早々と軽症者・無症状者のための宿泊施設として、圧倒的な部屋数を確保することができた。「神奈川モデル」を提唱してきた我々の思いはつながったのである。

えっ、対策本部メンバーが陽性判明!?

さて、軽症者・無症状者の宿泊施設の部屋は確保できたが、これから実際にどうやって患者を受け入れていくのか、誰も経験したことのないオペレーションが始まることになった。軽症者・無症状者といえども、新型コロナウイルスに感染している。本来ならば、病院で医療の専門家が対応するはずの患者である。

もちろん、受け入れ準備にあたっては医師や看護師、保健師など医療関係者が感染防止対策でリーダーシップを発揮してくれたが、病院ではないから、専門職の人手があまりにも少なすぎる。ホテルを病院代わりに使うことがいかに難しいか、今頃になって痛感することとなった。

そういう事態に対応できる適当な人材が見つからないのであれば、県庁職員にやってもらうしかない。そこで、県庁職員の中で我こそはと思う人がいないかと、挙手方式で協力を要請した。新型コロナ感染を恐れて、1人も応募がない事態も想定していた。ところが、実際にはたくさんの職員が手を挙げてくれたのだった。

最初の仕事は湘南国際村センターでの受け入れ作業であった。感染者がいる空間はレッドゾーンとして完全に隔離し、安全に動けるエリアはグリーンゾーンとして確保しなければならない。この二つが決して交わらず、それぞれが完全に独立したエリアとして機能することが一番重要である。

まずは、医師ら感染症の専門家の指導のもとに、施設のどこをどのようにゾーニングすればいいのか、色つきのテープなどを使っての作業が行われた。レッドゾーンでは防護服を着て作業をすることになるが、一番気を遣わなければならないのは、そこからグリーンゾーンに戻る時である。両者の中間であるイエローゾーンで防護服を脱がなければならないが、よほどうまくやらないと、ここで感染してしまう危険がある。

ボランティア的に集まった県庁職員のほとんどは感染症においては素人である。防護服の着脱訓練を受けた上で、本番に臨んでもらうことになった。しかし、いくら訓練したと言っても、所詮はにわか仕込みであって、ケアレスミスが起きないとも限らない。もし、職員が作業中に感染事故を起こしたら、重大問題に発展しかねない。畑中氏も気が気ではなかったようで、準備の間は、湘南国際村センターに張り付いていた。

そんな緊張感あふれる準備期間中に私の元へ衝撃的な情報が寄せられた。

「新型コロナウイルス感染症対策本部の女性職員がＰＣＲ検査の結果、陽性と判明しました」

湘南国際村センター始動と思わぬ出来事

ついに恐れていたことが現実のものとなったのか。すべてのオペレーションは開始前に崩壊するのか。絶望的な気持ちになった。対策本部に参加する少し前に感染していたようだ。当時の対策本部は受け入れ開始を前に、連日、職員の熱のこもった打ち合わせが続いていた。十分に密を避けられていたとは言えない状況にあった。

結局、11人の職員が濃厚接触者として自宅待機を命じられ、14日間、戦線離脱を余儀なくされた。これは圧倒的に大きな痛手だった。受け入れ業務を指揮していた幹部を含め、中心的役割を果たしていたメンバーがことごとくいなくなってしまったのである。仕上げは彼らからリモートで指示を仰ぎながらの作業となった。

こんな状況で本番を迎えられるのか、不安でいっぱいではあったが、ついに受け入れ態勢が整い、いよいよ患者が実際に搬送される日となった。4月9日、自ら手を挙げた

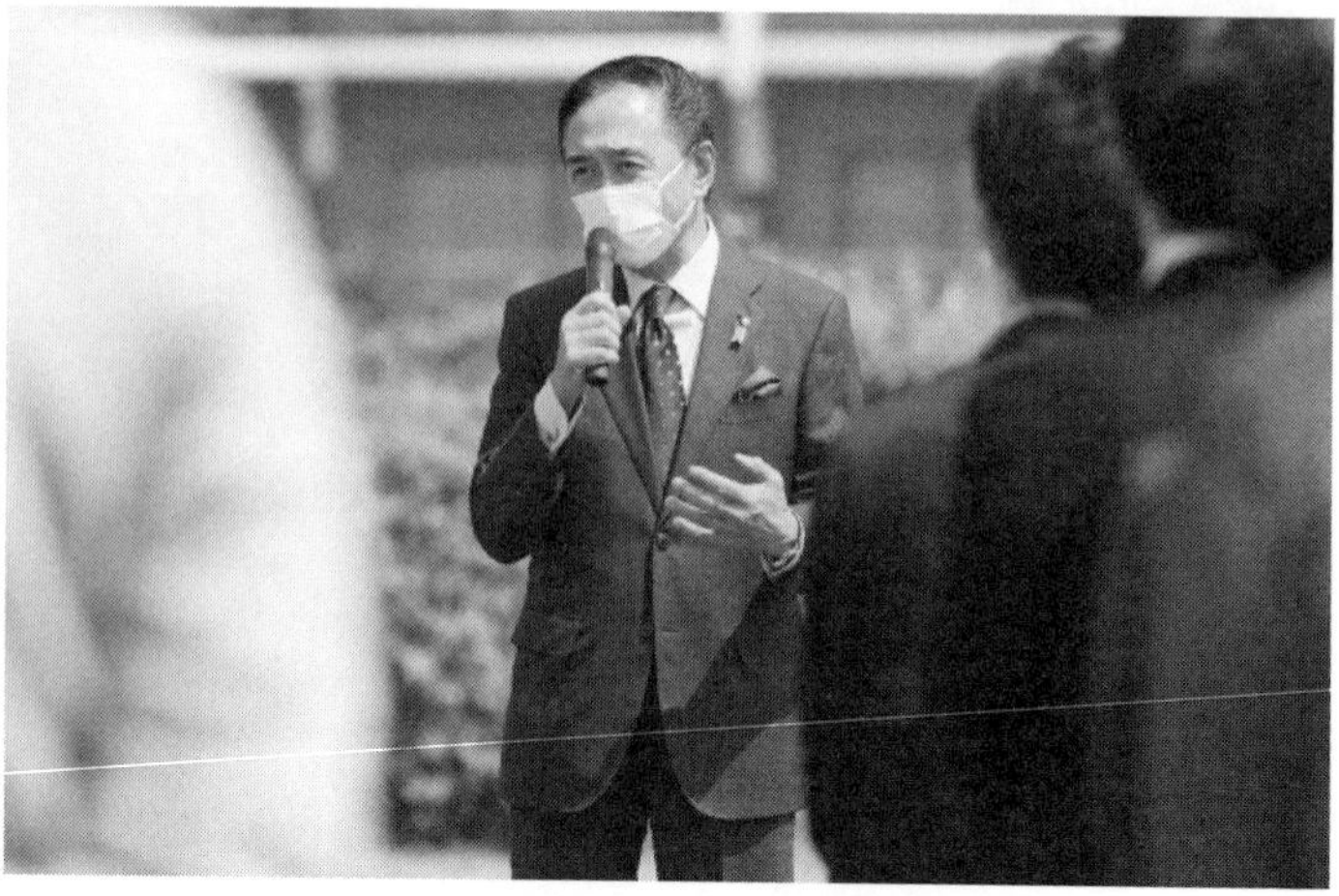

湘南国際村センターで自ら手を挙げて参加した職員を激励

職員も湘南国際村センターに集結した。私も直接、受け入れ態勢を確認するため現地に赴いた。

湘南国際村センターは相模湾を見下ろす高台にあり、晴れた日には富士山がくっきりと見える最高のロケーションである。部屋によっては居ながらにしてその絶景を眺めることができ、療養環境としては申し分のない施設であった。

晴天の下、職員たちは建物の外の広場に集まった。彼らを前に私が激励のメッセージを送った。これから未知の重大な任務につこうとする彼らの緊張感が伝わってきて、私も思わず、チカラが入った。

「人の役に立ちたいというみなさんの公務員魂に感動するとともに、心から感謝したいと思います。一人ひとり、自らの感染防止は徹底しながら、細心の注意を払いながらこの歴史的使命を果たしてください」

翌日から実際の患者の受け入れが始まった。感染した対策本部の県庁職員は湘南国際村センターに最初の患者として宿泊療養することとなった。なんとも皮肉な話ではあった。しかし、彼女は患者としてレッドゾーンの中にいる立場になりながらも自らのミッションを果たそうとしていた。

入念に準備をしてきたはずだったが、実際に患者の立場に立ってみると、気づかされることがあったのだと言う。彼女は入所者から食事に対する要望を聞き、それを対策本部に伝えた。それにより、食事の内容が変わった。食物アレルギーの人や子ども用の特別メニューを用意し、国際村の厨房で調理するようになったのである。転んでもタダでは起きない、その〝公務員魂〟は見上げたものではないか。

自衛隊の助けを借りるしかない状況に

さて、2300室もの巨大なアパホテルを新型コロナ専用宿泊療養施設に変えるというのは、1000人規模の湘南国際村センターと同じ発想でできる話ではなかった。これだけの巨大オペレーションを完遂するためには自衛隊のチカラを借りるしかなかった。生物兵器の攻撃にも対応できるよう、専門知識を有し、対応能力を身につけている自衛隊の実力は、ダイヤモンド・プリンセス号で1人の感染者も出さずに任務を遂行したことで高い評価を受けていた。

そこで、私から陸上自衛隊の師団長に直接電話して派遣を要請した。災害時の派遣要請の経験はあるが、こんなカタチでの派遣要請はもちろん初めてのことだった。ありがたいことに師団長は快諾してくれた。ただし、自衛隊が担ってくれる任務は、感染防止のためのゾーニングの指導と、実際に受け入れ業務を担当するスタッフへの感染防止対策のトレーニングとのことであった。

そもそも、自衛隊の派遣とは、非常事態下のやむをえない場合に限り、「緊急性」「公共性」「非代替性」を総合的に判断して行われるものである。今回の事案はなんとかこの条件に合致するということで、判断していただいたのであった。

自衛隊が来てくれることにはなったが、ずっと滞在して、患者の受け入れ業務を担ってくれるわけではない。ならば自衛隊が滞在している間に、自分たちだけで対応できるように徹底的に練度を上げておかなければならない。

ホテルでのオペレーションは県庁職員ではなく、業者に依頼することになっていた。それゆえ、湘南国際村センターとは違い、県庁職員はレッドゾーンに入る必要はなく、グリーンゾーンでの調整業務が中心になる。とはいえ現場では何が起きるか、わからない。

ここでも患者受け入れを前に、私は現場を視察した。巨大なホテルの中で、患者は地下の専用エレベーターから、直接、専用フロアーに行くようになっていて、患者とそれ以外の人はいっさい交わることがないよう動線がしっかりと確保されていた。新築のピ

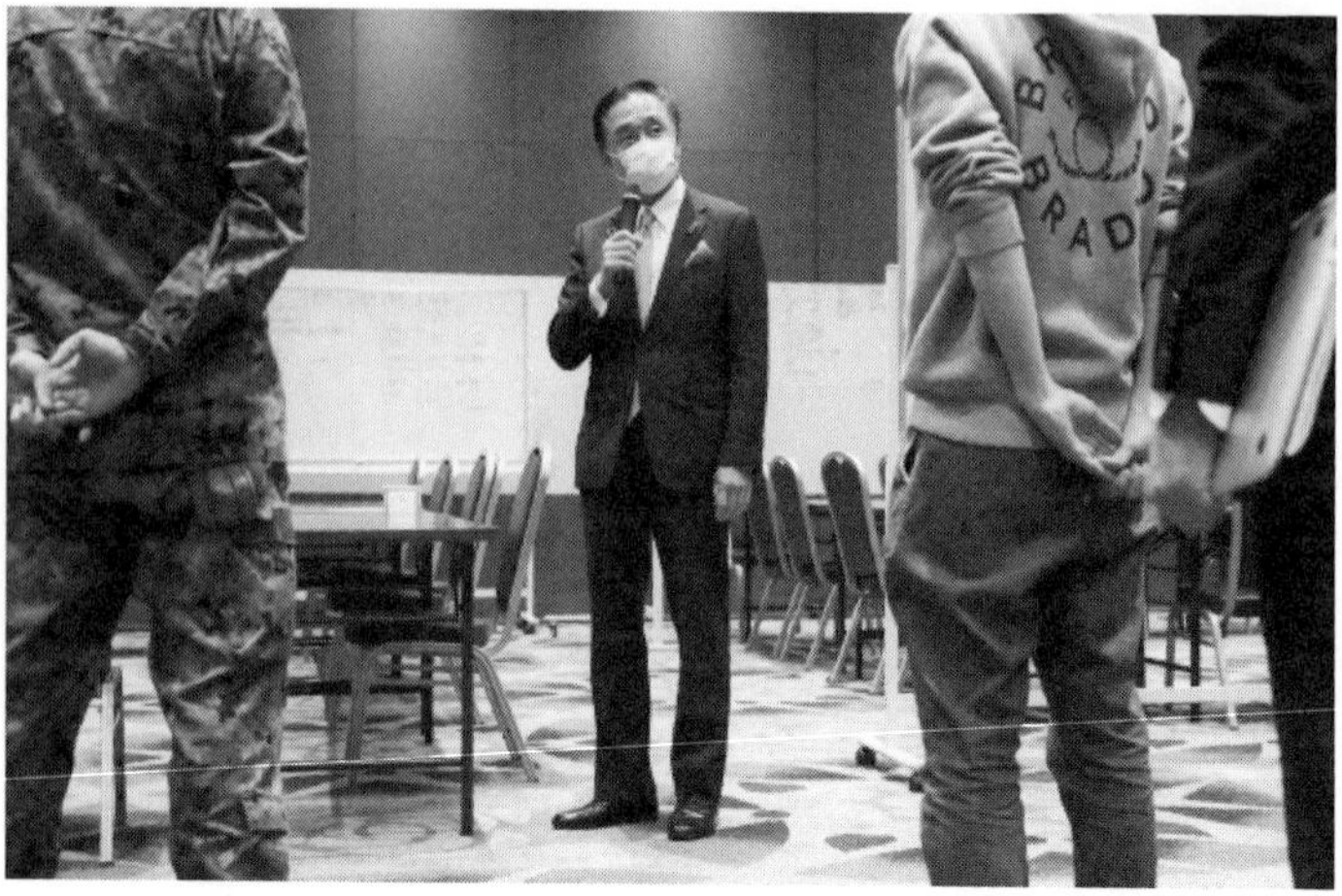

アパホテル＆リゾートで自衛隊、スタッフを激励

カピカのロビーや、壁、エレベーターに、色つきのテープがダイナミックに貼られている様は、痛々しい感じさえする異様な光景であった。あらためて新型コロナ対策のために全室を提供いただいたアパホテルに感謝の気持ちでいっぱいになった。

スタッフ専用に設けられた部屋に入ると、自衛隊も含め、すべてのスタッフが集結していた。新築のきれいなホテルの一室に制服に身を包んだ自衛隊員たちがいること自体、不思議な感覚であった。県庁職員有志、自衛隊、業者を前に、私はお礼と激励のメッセージを伝えた。

彼らの気合の入った目ヂカラを感じ、とても頼もしく思った。

今後、感染爆発が起きて2300室が埋まるような事態になるのか、これから始まる新型コロナとの闘いの先行きに思いを馳せながら、彼らが安全に任務を遂行してくれることを祈りつつホテルを後にした。

ロボットはドアノブを廻せるのか？

この日を迎えるにあたり、ギリギリまで調整したが、叶わなかったことがあった。それは、ロボットの導入だった。「さがみロボット産業特区」（後述）で早くから生活支援ロボットの研究開発を進めてきて、ロボット最先進県と自負する神奈川県であるからこそ、なんとかして実現させたかった。ロボットが食事や生活必需品を運んだりして、患者さんのためのサービスを代行することで、スタッフの感染リスクも下げられるに違いない。

実際にロボット関連企業からも申し出があったようだが、そういう話は私には届いていなかった。そこで、山口理事を呼び出し、「なぜ、ロボットを使おうとしないのか」と問いただした。すると、導入の方向で検討したが、ホテルの構造上、今回の動線ではできないのだと言う。それなら動線を変えてでも、ロボット導入を検討するように言ったが、自衛隊と細部まで積み上げてきたオペレーションを今さら変えることはできないと言う。

レッドゾーン内で、貨物用エレベーターを使って食事などを運ぶことにしているが、このホテルはそこから客室の並ぶ廊下エリアに入ろうとする時、ドアノブを廻してドアを開けないと中には入れない構造になっている。運ぶだけならできるが、運んで、ドアノブを廻して、移動するというアクションがロボットではできないと言う。

「ドアノブを廻すことくらい、なんとかならないのか」

と、私は山口理事に迫った。私が無理難題を言い、最初、彼はそれに激しく抵抗する。何度か押し引きを繰り返しながらも、最後はなんとか実現させてしまう。私と彼は何度もそういうカタチで仕事をしたからこそ、今回も私は厳しかった。

しかし、現場でその貨物用エレベーターとドアノブを実際にこの目で確認すると、納得せざるをえなかった。要するに、かなり進化したとはいえ、今のロボット技術のレベルはまだまだその程度だということだ。鉄腕アトムではないから、あれやこれやと続けて、いろいろなアクションを行うことは苦手なのだそうだ。

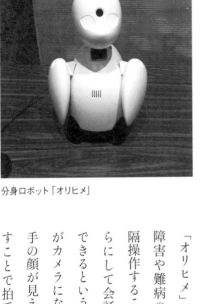

これには後日談がある。20日ほど経ったある日、「ロボットが入りました」と山口理事が意気揚々と知事室にやってきた。分身ロボット「オリヒメ」の導入を決めたと言うのである。

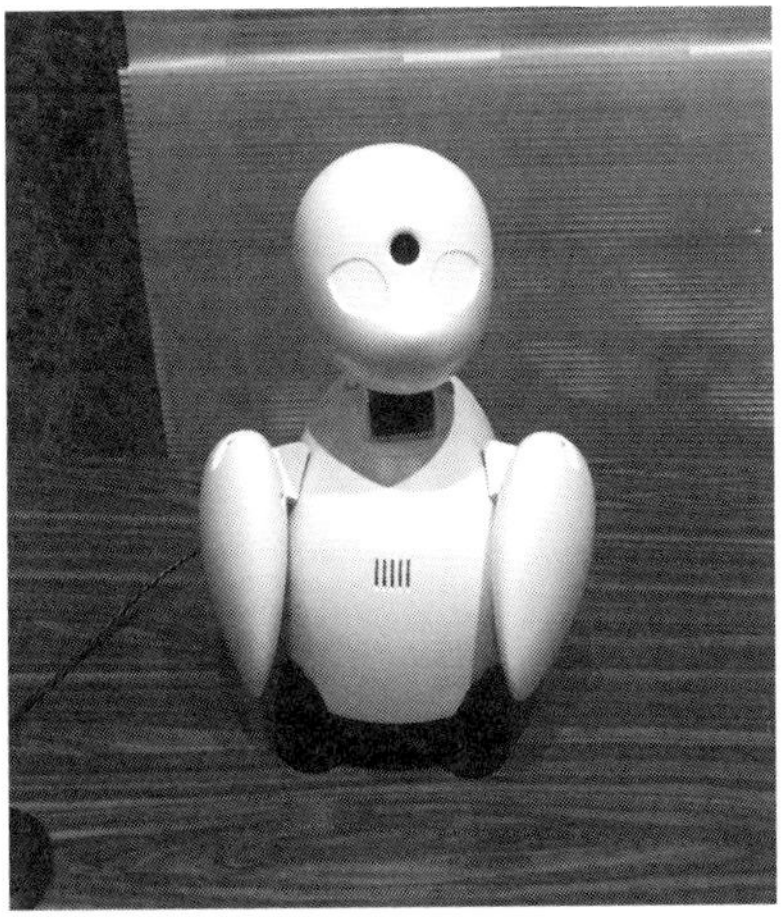
分身ロボット「オリヒメ」

「オリヒメ」は分身ロボットの名の通り、障害や難病の人でもこのロボットを遠隔操作することで、本人は自宅にいながらにして会話やコミュニケーションができるというものである。ロボットの眼がカメラになっていて、操作する人は相手の顔が見えるし、手をさまざまに動かすことで拍手や手上げなど簡単なメッセージを伝えることもできる。

神奈川県は株式会社オリィ研究所と連携協定を締結し、導入促進を図っている。実際にこの「オリヒメ」を使うことによって、ＡＬＳ（筋萎縮性側索硬化症）患者の高野元氏を県の共生社会アドバイザーとして委嘱し、共生社会実現のための助言をいただいている。

その「オリヒメ」を両施設のレッドゾーン内に置くことにしたというのである。これまで施設内では、スタッフの感染を防止するため、患者さんとスタッフの会話は内線電話を通じてのみに限られていた。それが「オリヒメ」を活用することで、スタッフが患者の表情や様子を伺いながら会話することが可能になる。しかも「オリヒメ」は親しみやすく愛嬌のある顔をしているので、スタッフに相談する心理的ハードルを下げる効果も期待できると言う。

確かに、分身ロボット「オリヒメ」を活用しての新型コロナ対応というのは、ロボット最先進県神奈川らしい施策であることは間違いなかった。山口理事のネバーギブアップ精神は、ここでも発揮されたのだった。

4 ウィズコロナ時代への道すじ

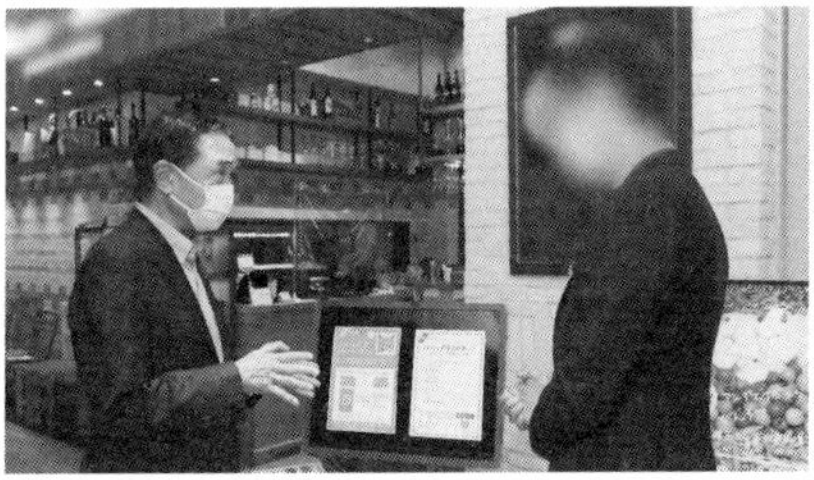

実証実験「LINE相談」の成功

ＬＩＮＥ株式会社と「連携と協力に関する包括協定」を結んだのは２０１８年9月のことだった。県政情報の発信や広報、各種相談事業、キャッシュレス化の推進、災害情報の発信、「未病」の普及啓発など、新しい行政サービスの確立を目指して、全国に先駆けてタッグを組んだのだった。

ユーザーが８０００万人を超えるという巨大メディアは我々にとっては大きな魅力である。どんな政策を打ち出しても、９２０万人もの県民一人ひとりに確実に届けるのは容易ではない。県庁を挙げて周知の大キャンペーンを実施しても、県民の意識調査をすると、「知らない」と答える人が圧倒的に多いという状況をどれほど経験し、悔しい思いをしてきたことか。そんな中で、若い世代も含め多くの人と確実につながるＬＩＮＥがさまざまに協力してくれるというのはありがたい。

ＬＩＮＥ側の中心人物である執行役員の江口清貴氏は貴重なデジタル人材であるだけでなく、改革意欲にあふれ、しかもしっかりとしたパブリックマインドを持っていた。単にＬＩＮＥをどう活用するかだけでなく、行政の手続きや仕事の仕方を変えるさまざまな提案もしていただいた。そして、自らシステム開発のための努力を惜しまず、真摯《しんし》な姿勢をいつも示してくれた。彼の視点で気づいたことはどんどん指摘してもらったが、的を射たものが多かった。

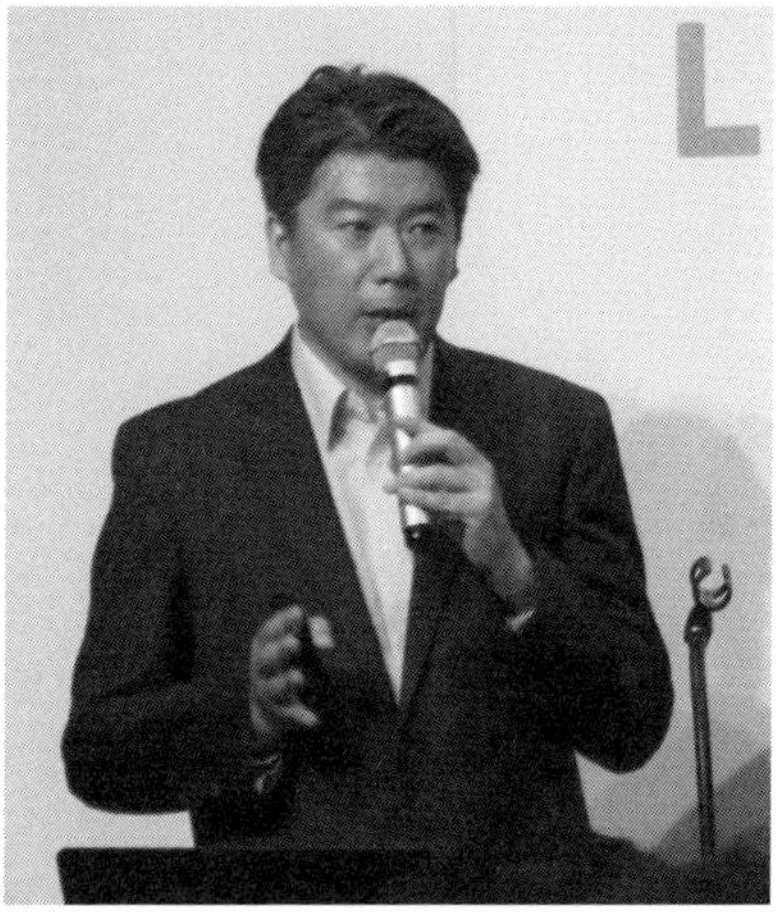

LINE 株式会社　江口清貴執行役員

「『電話いじめ相談』なんてやっても、今の若い子は電話で話すってことはほとんどないんです。みんなＬＩＮＥですよ」

江口氏からそう言われてハッとした。言われてみれば、若い子どころか、私でさえ、最近は日常的なコミュニケーションは電話で話すよりＬＩＮＥが中心になっていた。スタンプなんかをうまく組み合わせることで、電話で話す以上に、心の通ったコミュニケーションができることを肌で感じとっていた。しかし、彼から言われるまで、自分たちのライフスタイルがいつのまにか変わっていることに気がつかなかった。行政の相談窓口は電話だという固定観念にとらわれていたのである。

そこでさっそく、「LINE相談」に切り替えて実証実験をしてみた。ただ単に、システムを導入すればいいということではなかった。相談に答える人も文字を打ち込むことで対応しなければならないし、LINEならではの表現法や答えの仕方を身につけなければならない。そのための特別な研修が必要であった。

結果的にこの実証実験は大成功だった。相談件数が飛躍的に伸びただけでなく、子どもたちからも大好評だったのである。電話だと家族や周囲の人に聞かれてしまう可能性があるけれど、LINEだとその心配がなく、本音を訴えやすいのだという。継続を望む声が圧倒的だったので正式に事業化することとなった。

これをきっかけに、これまで電話相談だったものを次々に「LINE相談」に切り替え、DV（家庭内暴力）、子育ての不安、ひとり親家庭、ひきこもりなどの悩みを無料で相談する事業を積極的に展開していったのであった。

ヘルスケアの「マイ未病カルテ」がブレイク！

相談事業以外で大きなチカラを与えてくれたのは、県の看板政策である「未病」の展開であった。

私たちは通常、「健康」か、「病気」かの二分論で考えがちであるが、一人ひとりの実感からして、「健康」（白）と「病気」（赤）の間に明確な線があるわけではない。白か赤かではなく、白から赤へグラデーション（段階的変化）で連続的に変化する状態、それが「未病」である。未病を改善するために大事なのは食・運動・社会参加。病気になってから治すのではなく、日常生活の中で未病を改善し、病気にならないようにしようという考え方である。

「白赤モデル」から「グラデーションモデル」への転換。それは医療者への依存型から個人の自律型への価値観の大転換であり、圧倒的勢いで進行する超高齢社会を乗り越えるための最重要コンセプトである。

「未病」はもともと中国漢方の考え方であったが、私たちがグラデーションモデルで再定義したことにより、漢方とは一線を画することになった。そして、さまざまなビッグデータの分析が重要な意味を持つことになってきた。

今ではいろんなセンサーが身体の状態を数値化できるようになっている。それらをうまく使って、グラデーションを数値化できないかということが2017年秋に開催された国際シンポジウム、第2回「ME-BYOサミット」で提起された。

その後、神奈川県がWHO（世界保健機関）と東京大学とともに2年かけて研究を重ね、2019年秋の第3回「ME-BYOサミット」の場で、お披露目したのが「未病指標」である。最もいい健康状態を100、最悪を0とし、スマートフォンを使った簡単な検査で、未病指標が数値で明示される。自分で自分の身体の未病状態を数値で知ることができると、自然と自分の数値を改善しようと努力するようになる。

自分の健康を自分事化し、自ら、改善に取り組むインセンティブ（動機）にしようという取り組みである。カギを握るのはデータ。ビッグデータの解析が可能になったからこそ拓けてきた新しいヘルスケアの世界である。

神奈川県は独自に「マイ未病カルテ」を開発し、展開してきた。カルテとは医療機関における診察記録であり、通常、医療機関に保管されている。まさにカルテは「白赤モデル」の赤の部分のデータである。それを日々の体重、血圧から始まり、歩数、お薬手帳などなど、毎日の生活にかかるデータをスマートフォンに取り込んだものが「マイ未病カルテ」である。

しかも、赤ちゃんが生まれた時から、「電子母子手帳」に登録すると、それがそのまま「マイ未病カルテ」につながる仕組みである。日々の成長の記録から、ワクチンや薬の履歴など、生まれた時からのライフログがデータ化されることになる。

その膨大なビッグデータを分析することで、ヘルスケア分野における新しい知見が期待されるに違いない。「マイ未病カルテ」は、未病コンセプトを普及させていくための最大のツールだった、ただ当初は、その普及は難航していた。２０１５年から始めて３年が経ち、５万人程度の登録者だった。ところがＬＩＮＥと組んだことにより、いきなり登録者数は100万人を突破し、127万人になった。LINEの爆発的訴求力に舌を巻いたが、その仕掛け人が江口氏だった。

「LINE新型コロナ対策パーソナルサポート」の誕生の舞台裏

我々がダイヤモンド・プリンセス号の対応に追われていた頃、江口氏は旧知の橋本厚労副大臣（当時）からの依頼で船の中にいた。3700人もの乗員乗客とどうやってコミュニケーションを取ればいいかというのが当時の最大の課題であった。それをLINEでできないかということになった。江口氏は自ら調達した2000台の新しいアイフォンを乗員乗客に配ることにした。そして、県庁の一室を使ってアイフォンを1台ずつパッケージから出して初期対応をし、LINEアプリを入れるという根気のいる作業を延々とすることになった。

結果、これによって乗員乗客とコミュニケーションが取れるようになり、医療相談や薬の手配などができるようになった。乗員乗客の中には外国人もたくさんいて、要求される薬の中には日本では未承認のものもたくさんあった。その場合、薬そのものを写真で送ってもらうことにより、同じ薬効の薬を手配することができたのだと言う。

コロナ禍が始まった当初、新型コロナに関する相談は電話で受け付けていた。しかし、あっと言う間に相談件数が激増し、なかなかつながらない状態になってしまった。それをＬＩＮＥでできないものか、江口氏に相談した。

「もちろんできますよ。でも、ちょっとだけ時間をください」

江口氏の言葉にはいつも「ＮＯ！」がない。常になんとかやってみようという気持ちが表れていて、とても心強い。ただ、今回は少し時間が必要だと言う。確かに、ＬＩＮＥへの相談は文字で送られてくることになるだろうが、誰がどうやって答えるのか、専門的な知識も求められる中で、感染症専門ドクターを張り付けておくわけにもいかない。

彼はそれから寝る間も惜しんで新しいシステムの開発に全力を注いでくれた。そして、しばらくして、提案してくれたのが、「ＬＩＮＥ新型コロナ対策パーソナルサポート」であった。質問に答えるのは、なんと、ＡＩ（人工知能）だという。コンピューターと会話しているようなやりとりができるコミュニケーションプログラム、チャットボットを活用するシステムであった。

利用者が「友だち追加」をすると、ＬＩＮＥが身体の具合やどんな感染防止対策をしているかなど、聞いてくる。たとえば「発熱している」と答えたら、その状況をさらに具体的に聞いてくる。それに答え続けていくと、感染の可能性がある場合はどこどこの保健所に連絡するよう、ＡＩによってアドバイスが行われる。また、ドクターと直接話してもらったほうがいいと判断した場合は、契約したドクターに電話していただくことになる。

また、逆に利用者が質問したい内容があれば、「よくある質問」のページを見ていただき、その中から選ぶと、回答が表示される。項目にない質問の場合は、別途、専門家が答えを送ってきてくれる。こういうことを繰り返しながら、「よくある質問」の内容も充実していくことになる。

しかも、いったん相談すると、その後も定期的に「その後はいかがですか？」とＬＩＮＥが聞いてくる。一度、相談して終わりではないところがこのシステムの優れたところである。まさにその名の通り、後々までパーソナルにサポートしてくれるシステムなのである。実際に使ってみると、ずっと見守られているような安心感を覚える。相手は生身の人間ではないが、なんとも言えぬ温かさ、優しさを感じるところが不思議な感覚だ。

このシステムは利用者にとって大きなメリットがあるだけでなく、こうやって集積された詳細なビッグデータを分析することで、未知なるウイルスである新型コロナの実態が明らかになってくることも期待される。利用者から提供された情報はＬＩＮＥが持つのではなく、神奈川県が管理することになる。それゆえ、県の責任において、個人が特定されるような情報が漏れることはない。

神奈川県とＬＩＮＥ株式会社で開発したシステムだが、これは他の都道府県でも使ってもらったほうがいいだろうと考えた。システムそのものは全国でも使えるものだが、案内する情報は保健所の連絡先などローカルなものである。それゆえ、それぞれの都道府県単位で契約をし、作業を進める必要があった。そこで、全国知事会の飯泉嘉門会長（徳島県知事）を通じて全国に案内をしたところ、33都道府県で採用されるに到ったのだった。

この「LINE新型コロナ対策パーソナルサポート」を見て、厚労省から江口氏に相談があったと言う。「国としてもああいうことができないだろうか？」

それで実現したのが厚労省の「新型コロナ対策のためのアンケート調査」だった。8300万人への一斉アンケート調査など、これまで聞いたことのない大規模なものであった。すでに「LINE新型コロナ対策パーソナルサポート」システムを使っていただいているみなさんにとっては、似たようなアンケートが来て、紛らわしいことになってしまったかもしれない。しかし、神奈川発のLINE活用法はこれからもさまざまな展開が期待されるに違いない。

「ギフテッド」宮田教授の存在

「LINE新型コロナ対策パーソナルサポート」で収集される膨大なデータの分析を

行ったのは、慶應義塾大学医学部教授の宮田裕章氏である。銀色に染め上げた髪を垂らし、アニメの世界から飛び出してきたような個性的な風貌で、NHKの『クローズアップ現代』にもしばしば出演している。

彼はその番組で「ギフテッド」という、生まれながらに並外れた能力を有するいわゆる天才を特集した回に、コメンテーターとして出演していたのだが、番組上、彼自身も「ギフテッド」という扱いだった。彼と知り合ったのもコロナ禍の前であった。

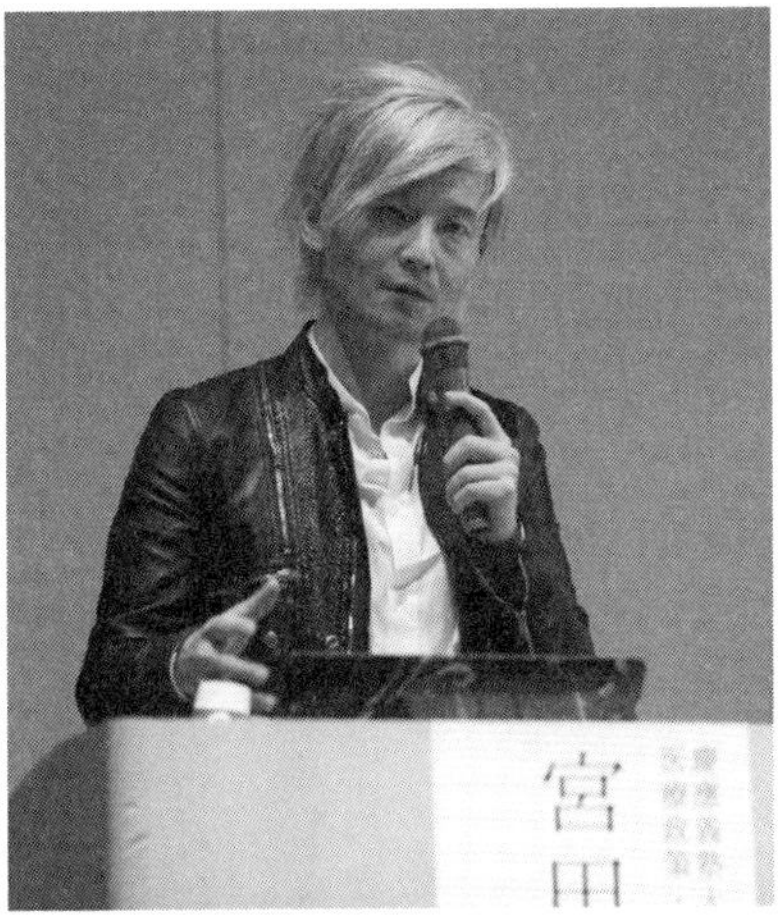
宮田裕章慶應義塾大学医学部教授

彼は出会ったその瞬間から「未病コンセプト」に高い関心を示してくれた。我々が「未病指標」を開発し、ビッグデータの解析によってヘルスケアの分野にアプローチしようとしていることに大いに共感していただいたようだった。それがきっかけとなり、しばしば一緒に勉強会を開いていた。

その中で、彼がさらに強い共感を抱いてくれたのが、私が知事選に最初に挑戦した時からずっとキャッチフレーズに掲げている「いのち輝く」という言葉だった。私は「いのち輝く」社会を作ることこそ、我々の仕事の究極の目標だと思っている。今は「いのち輝く」を「Vibrant INOCHI（ヴァイブラント イノチ）」として世界に発信しているが（後述）、宮田氏の強力なサポートがあればこその展開である。

そんな彼がLINEと組んで、データ解析の作業を請け負ってくれたのである。3月5日から始動した「LINE新型コロナ対策パーソナルサポート」における1カ月半のデータを分析した内容を、4月24日の記者会見で、彼にも同席してもらって発表した。

3月に入ってから多くの人が外出や行動を控え始めていたが、3月21〜23日の連休で、少し緩んだと言われていた。確かに街の人出は増えていた。東京都の小池百合子知事は3月25日の記者会見で「ロックダウン」の可能性に言及し、その後、感染者が激増していき、4月7日の緊急事態宣言につながっていった。その流れの中で、パーソナルサポートでのグラフを見ると、連休直後から発熱者が増加していたことがわかる。実際に患者数が増え始めたのはそれから1週間ほどしてからであった。つまり、パーソナルサポートは先行指標の役割を果たす可能性があることがわかったのである。

もちろん、発熱者がみんな新型コロナ陽性患者であるはずはない。しかし、60万人（当時）ほどの登録者数でデータを集めると、大まかな傾向がとらえられるのだと言う。急に発熱者の総数が上がってくる背景に、新型コロナ陽性患者の増加傾向が暗示されていたということになる。

「新型コロナ警戒マップ」も難題続きだった

さらに、パーソナルサポートで期待されたのは地域別の感染傾向の分析だった。利用者が登録する際に入力する個人情報は最小限となっていたが、その中に居住地の郵便番号があった。宮田氏は、たくさんの郵便番号の分析によって、地域別の傾向をつかめるようになるはずだと言うのである。

もし、それができれば、地域を絞ってピンポイントで対策を取ることができるようになる。お店の休業要請や学校の休校要請にしても、全県一斉ではなく、地域別に可能となれば、ダメージを最小限に抑えながらのより効果的な対策ができるはずである。しかも、データに基づいた施策であれば、住民の理解も得やすいだろう。私は期待感を膨らませ、早々と記者会見でその可能性に言及したが、実際の作業は難航を極めた。

私の期待感は宮田氏にとってはたいへんなプレッシャーになったようだ。やっとの思いで地域別の分析結果を見せてもらったが、まだ発表できるレベルには達していなかった。神奈川県は人口376万人の横浜市から、3000人を切る清川村まである。患者数で表示すれば当然、人口の多いところは多くなるし、感染者の比率で言えば、人口の少ない地域はたった1人の患者でも大きく比率を上げてしまう。

東京とつながった鉄道駅周辺では患者数は多くなっていたが、それも当然と言えば当然であった。ましてや、そのデータに基づいて政策を打つなどということは望むべくもなかった。私はオンラインでのミーティングのたびに、まだかまだかという私の思いを伝えた。

そもそもパーソナルサポートの登録者に常に新しいメンバーが入る状態になっていなければ、データとしての価値は担保できないのだと言う。毎週、今の状況を聞くためにLINE上でメッセージを送るが、メンバーが固定化してくると、だんだん反応する人が減ってくるのだそうだ。新しいメンバーは返答する確率が高いという。そのために常に登録者数を増やし続けなければならないが、バナー広告を継続して出すことが求められるのだそうだ。いかに金をかけないでこの事業を成功させるか、LINEの江口氏のサポートが必須だった。

結局、「新型コロナ警戒マップ」として、記者会見で発表できたのは7月8日のことであった。それは保健所設置エリアごとに、感染傾向を示すものであった。直近1週間の感染率を円の大きさで示し、増加傾向は赤、減少傾向は緑で、それぞれの色は変化の度合いに合わせてグラデーションになっている。まさに一見して、地域別の感染傾向が見てわかるマップとなっていた。

ただ、当初のスタートは7月15日となっていたが、データ処理に問題が発覚し、実際には22日からとなった。最後まで困難の連続だったが、全国初の地域別傾向分析を始めることができた意味は大きい。感染拡大と社会経済活動を両立させなければならないという中においては、一人ひとりが自分の身をウイルスから守るために、どれくらいの意識を持つかが極めて重要になる。その際、自分の生活エリアの感染状況の傾向が〝見える化〟していることは、県民にとっても貴重な情報となるに違いない。宮田・江口連合が成し遂げた大きな成果だった。

「LINEコロナお知らせシステム」始まる

ウィズコロナの時代を生き抜くために、ICT（情報通信技術）、SNS（ソーシャル・ネットワーキング・システム）、AI（人工知能）など、最新のテクノロジーが極めて大きな役割を果たしている。神奈川県はLINE株式会社との協定を活かして、次々と新しいサービスを開発してきた。どんなリクエストにも「NO！」と言わない江口氏の存在があればこそできたことだったが、私はまた、次のような難題を投げかけた。それは、「お店などで感染者が出たら、そこにいた人全員にお知らせすることをＬＩＮＥでできないか」というものだった。

実は私自身、それはＬＩＮＥでできる仕事だとは思っていなかった。「なんでもかんでもＬＩＮＥでできるとは思わないでください」というような返事が返ってくると予想していた。

ところが、江口氏の反応はまったく予期せぬものだった。「それはできると思いますよ。多分、もともとパーソナルサポートにその機能が入っていたと思うんです。ちょっと調べてみますね」

その場で即答した江口氏は、日を置かず、「ＬＩＮＥコロナお知らせシステム」として、企画書にまとめて持ってきてくれた。スマートフォンで２次元コードを読み取ると、後からその店で患者が発生した場合、ＬＩＮＥから連絡が入るというものだった。

これは各店舗が自らの感染防止策をアピールする「感染防止対策取組書」と一緒に店頭に掲示してもらうこととし、神奈川県が感染拡大防止と社会経済活動の両立を図る上でのメイン施策となった。

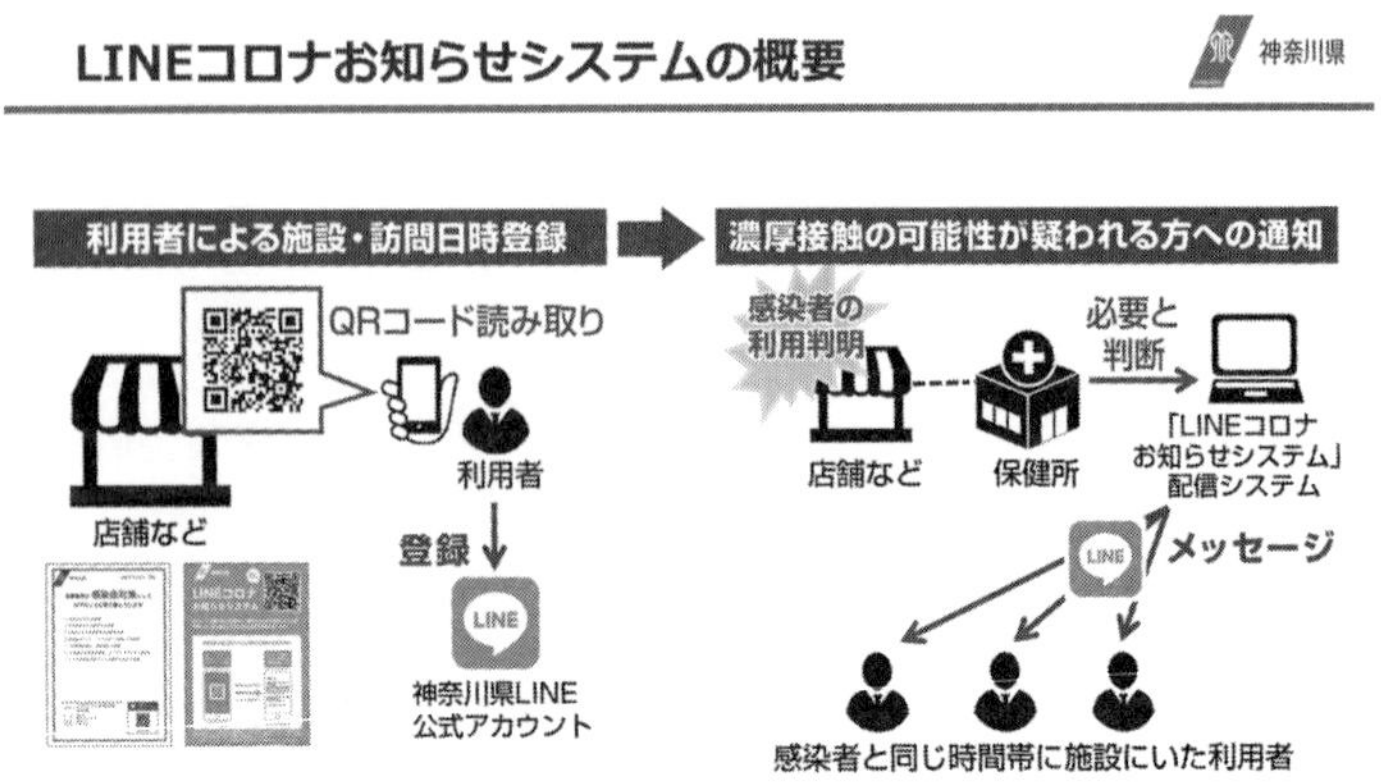

スマートフォンで２次元コードを読み取ることができる LINE のしくみ

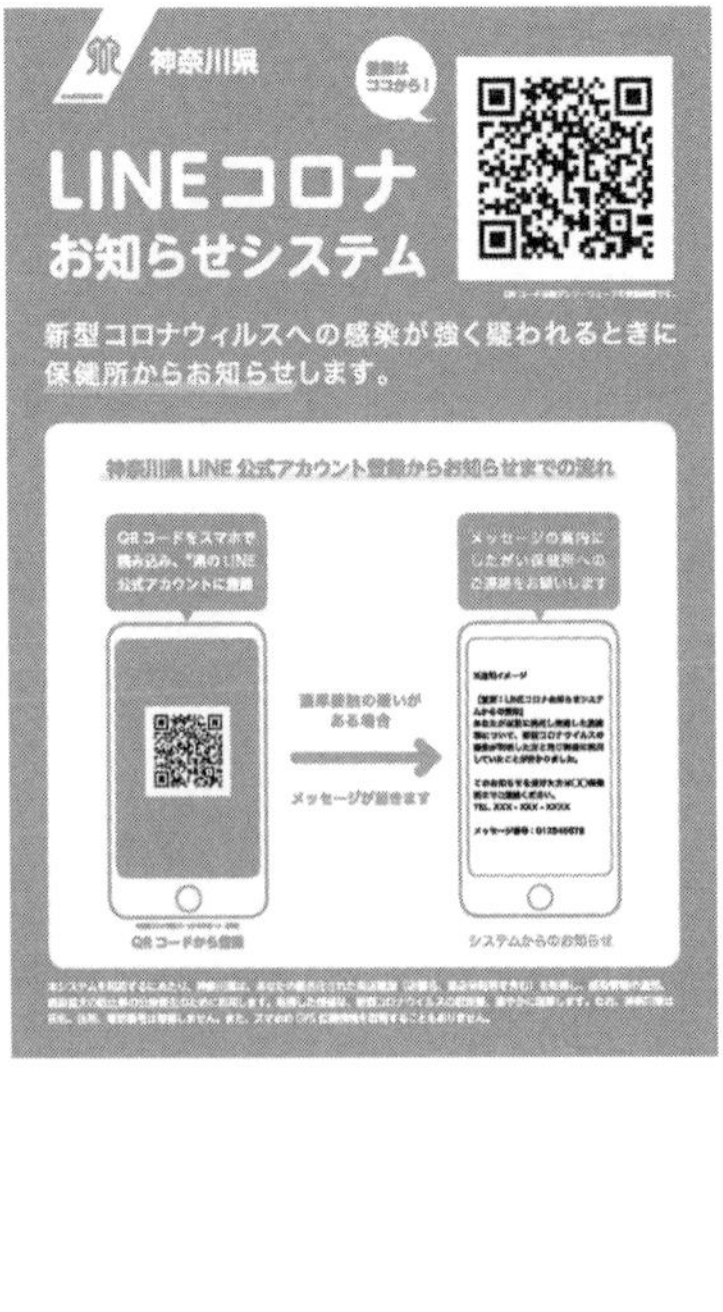
神奈川県
登録は
ココから！
LINEコロナ
お知らせシステム
新型コロナウィルスへの感染が強く疑われるときに
保健所からお知らせします。
神奈川県 LINE 公式アカウント登録からお知らせまでの流れ
メッセージが届きます
QR コードから登録
システムからのお知らせ

各店舗が自らの感染防止策をアピールする一助となった

ただ、当初は予期せぬネガティブな反応も少なくなかった。中でも横浜を代表する中華街の拒否反応は強烈だった。それはこのウイルスが中国・武漢が発生源と見られたことから、中華街が風評被害に苦しんだ後遺症であった。「日本から出ていけ」などの心無い電話が店に入ったり、ヘイトと言わざるをえない差別的内容の手紙が送りつけられたりして、さんざん苦しい思いをしてきたのだった。

だからこそ、中華街の店から新型コロナ患者が出たという情報がLINEを通じて流れることを想像するだけで恐怖感が襲ってきたのだろう。中華街の理事会では、「感染防止対策取組書」の掲示はいいが、「コロナお知らせシステム」だけは認められないと反発の声が続出したのだと言う。これまで中華街のみなさんとは長年にわたり、顔の見える親密な関係を築いてきただけに、私としてもショックであった。

しかし、これからは、これらが掲示されていない店こそ風評被害の対象にもなりうるということをていねいに説明し続けた。時間はかかったが、最終的に了解を取り付けることができたのだった。

きっかけは全県立高校生アンケート調査だった

江口氏には神奈川県のCIO（情報統括責任者）兼CDO（データ統括責任者）を務めていただくこととした。これは県の中でもきわめて重要なポストであるが、彼の献身的な仕事ぶりが県庁内でも高く評価されたからこそであった。何ゆえにそこまでしてくれたのか、改めて彼に聞いてみた。すると、彼は私の記憶に残っていなかった最初の出会いの話を始めたのだった。

彼を私のもとへ連れてきたのは、県根本昌彦顧問（後述）だった。その当時、LINEは苦境に立たされていた。子どもたちの間でLINEを使った陰湿ないじめが横行していて「LINEいじめ」などと言われ、社会問題にもなっていた。江口氏自身、国会議員に呼び出されて、きびしい質問を長時間にわたって受けたこともあったそうだ。

彼は大人たちの誤解があるとは思っていたそうだが、それを示す根拠がない。そこで、神奈川県知事である私に対して「県立高校の生徒の実態調査をさせてもらえませんか？」と依頼してきたのだった。ＬＩＮＥいじめの実態がどういうものなのか、我々もわかるきっかけになるかもしれないと思い、私はその場でただちにＯＫを出した。そして、私から桐谷次郎教育長にも了解を取り、神奈川県のすべての県立高校１６２校の生徒約６４０００人の実態調査を了解したのであった。

「民間よりもはるかに早い神奈川県の対応ぶりにはビックリしました」と江口氏は語る。

そして、ＬＩＮＥがアンケート調査を実施したところ、高校生の実態と、大人たちが想像していた内容には大きな乖離《かいり》のあることが判明した。神奈川の県立高校生のスマホ保有率は97・３％、平日１日の利用時間について、２〜3時間と答えたのは39・３％、ＬＩＮＥを１日10回以上チェックする生徒はＳＮＳ利用者の69・2％であり、ＬＩＮＥの利用が生徒の日常生活に深く浸透していることがわかった。

また、全体の79・6％がネットを安全に使っていると考えており、自分の利用の危険性に関する自覚があった生徒は２％に過ぎなかった。スマートフォンを利用することで、新しい友達などの人間関係が生まれるほか、部活や勉強への波及効果などメリットが大きいこともわかった。

つまり、LINEだからいじめが起きているのではなく、たまたまいじめの実態がLINEによって浮き彫りになったということだったのである。実際にユーザー数が増えても、いじめは増えないということも初めて証明された。その結果、データをオープンにして、教材作成に活用されることにもなった。

そして、今は先に紹介したように、電話相談に変わってLINEいじめ相談が子どもたちを救う窓口になっているのである。

「知事に最初に会った時、未病の話をされました。それを聞きながら、当時はいじめ問題が私の最大の関心事だったので、いじめも未病のコンセプトで考えるべきだなと思いました。つまり、いじめが『あるか』『ないか』で考えるのでなく、少しでもいじめのないほうに持っていくことが大事だということです」

これがきっかけとなり、LINE株式会社と「連携と協力に関する包括協定」を結ぶことになった。次に江口氏に依頼したのは、その未病コンセプトを浸透させるカギを握る「マイ未病カルテ」を普及させることであった。

「ＬＩＮＥいじめと言われ、国からもＬＩＮＥが攻撃をされていて、とても苦しんでいる時期に、高校生へのアンケート調査をさせていただきました。あんな大規模なアンケートを認めてくださったのは神奈川県だけでした。それができたから、今の我々がありま す。なので、神奈川県のためには何でもやろうと、社内のコンセンサスも取れました。あの恩義を返すことを常に考えています」

こんな重大なエピソードが私の認識の中に残っていなかったことは、私自身、大きな驚きだった。さまざまな課題を乗り越えてやっとの思いでたどり着いた案件は記憶にしっかりと残っているが、スムーズに行った案件はそうではないことは往々にしてある。この高校生へのアンケートは、私がまったく困難を感じなかった案件であったに違いない。

それにしても、言われてみると、よくそんなに簡単に実現できたものだと今さらながらに思う。これは桐谷教育長の存在が大きかった。要所、要所に優れた人材がいてこそ、次につながってくるのだとつくづく痛感させられた。

5 特区の成果が次々に

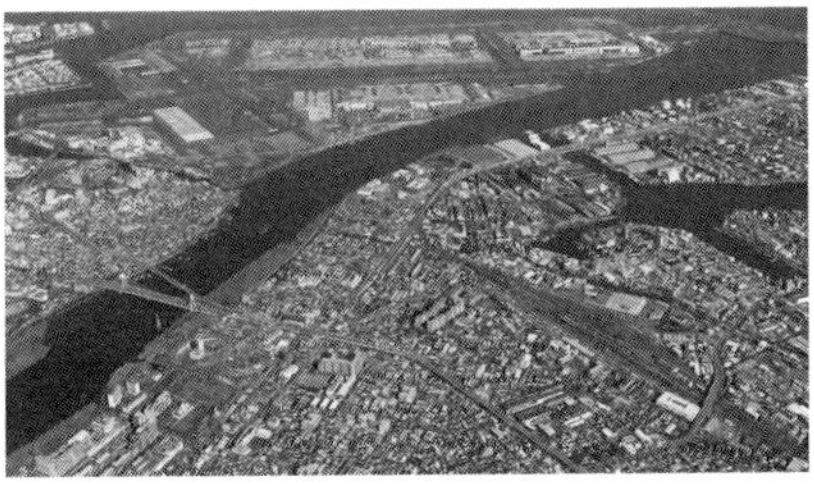

無名だった「アビガン」

「アビガンが効いたらしいですよ」

中国・武漢が新型コロナ感染拡大でたいへんな状況に陥っている映像を、連日、テレビニュースで見ていた頃のこと。首藤副知事から「アビガン」と聞かされて、驚いた。「アビガン」は今や新型コロナの特効薬として期待されて有名な薬になったが、当時、専門家以外にはほとんど知られていない薬だった。

しかし、我々にとっては久々に聞く懐かしい薬だった。かつて神奈川県の特区が新型インフルエンザの特効薬として、富士フイルムと一体となって国際展開を進めていたのが「アビガン」であった。

私が知事選に出馬したのは東日本大震災の直後、2011年のこと。選挙まで3週間しかない中での突然の立候補だった。それまでまったく想定していなかった転身だった

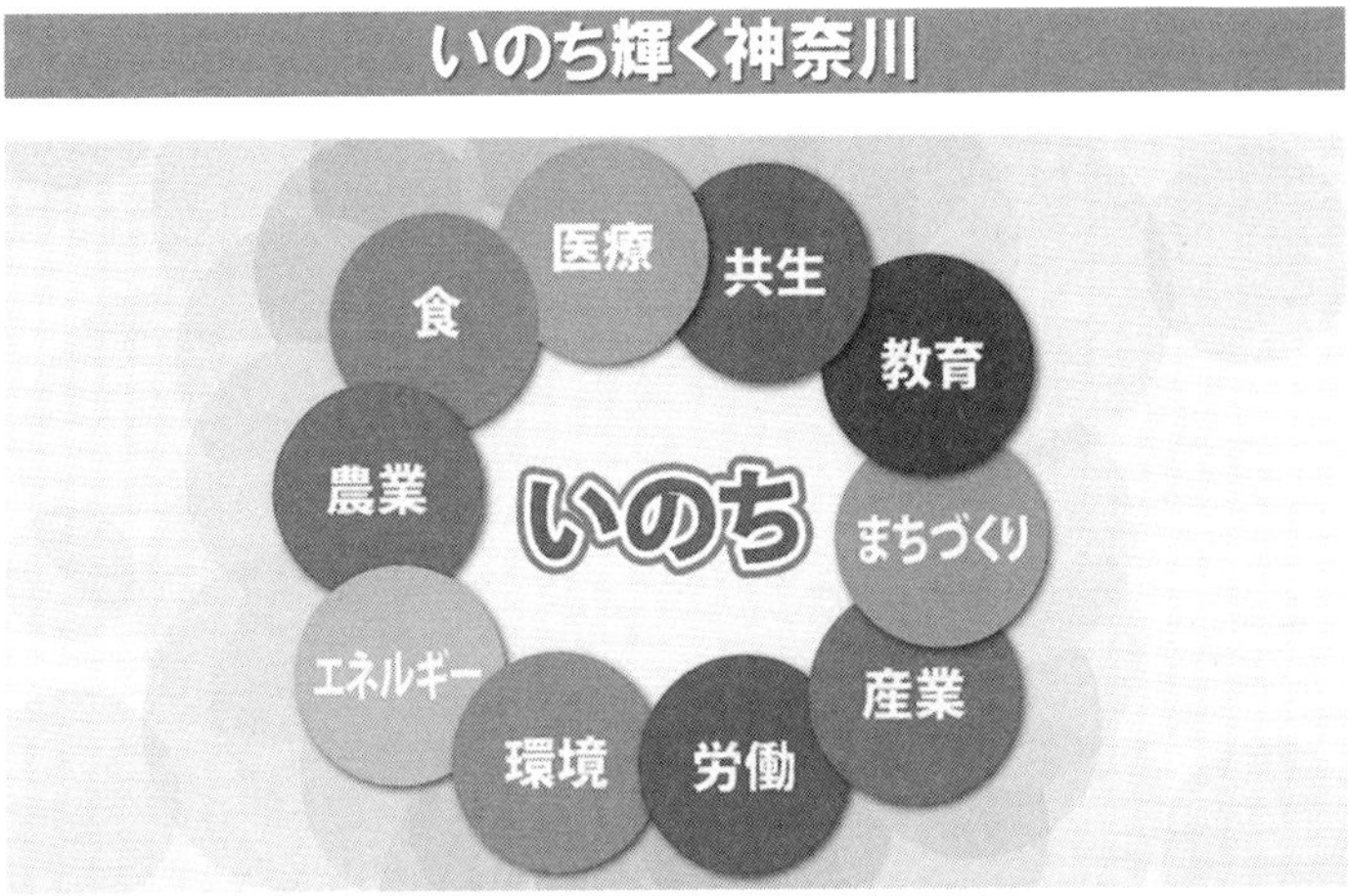

神奈川県では「いのち輝く神奈川」に向けて、SDGsの推進に取り組んでいる

ため、公約を取りまとめる作業だけでもたいへんだった。そんな中、当時、教授をしていた国際医療福祉大学大学院の同僚から教えてもらったのが、京浜臨海部を中心としたヘルスケアに関する特区構想であった。まだ構想段階で、これから国に申請し、特区獲得を目指すのだと言う。

私はすぐさま飛びついた。「『いのち輝く神奈川』というキャッチコピーだけはすでに決まっていたことから、私が重点政策に掲げるにはピッタリの構想だった。そこで、ただちに「特区獲得」を選挙公約に明示したのであった。

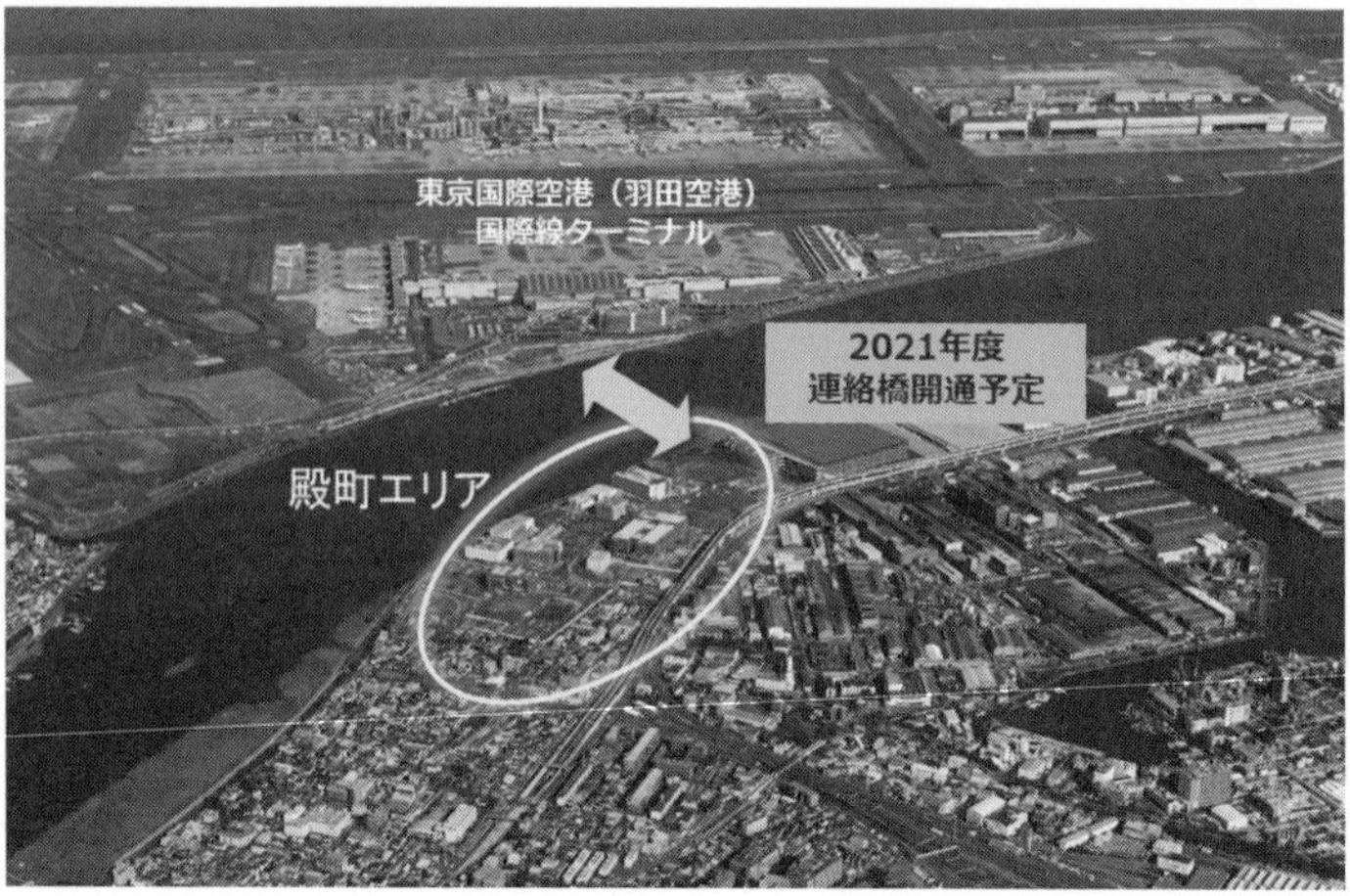
東京国際空港（羽田空港）
国際線ターミナル
2021年度
連絡橋開通予定
殿町エリア

京浜臨海部ライフイノベーション国際戦略総合特区殿町地区

特区は全国の地方自治体のコンペで決まることになっていた。民間から選ばれた審査委員の前でプレゼンテーションを行うのである。当時は民主党政権であったが、いろいろと情報を収集してみると、プレゼンテーションでの印象が決定的に重要なのだと言う。それなら、熱意を示すしかないということで、横浜市の林文子市長、川崎市の阿部孝夫市長（当時）とともに、味の素株式会社会長など民間のトップも交えて5人態勢で臨んだ。

何十年かぶりに受験生のような立場で試験される身となった。「羽田空港の対岸という地の利も活かし、世界に冠たるヘルスケア産業の集積を目指す！」とする我々の熱意が通じたのか。２０１１年12月、私が知事に当選して8カ月後、公約通りに「京浜臨海部ライフイノベーション国際戦略総合特区」を勝ち取ることができたのであった。

その特区でのミッションの一つが「革新的医薬品の開発」だった。当時、「ドラッグラグ」、つまり日本の薬事承認の遅さが大きな問題となっていた。海外で普通に使われている薬が日本では使えないことで、患者サイドから悲痛な声が上がっていた。それを特区での規制緩和により、一部を一気に進めようとしたのであった。

川崎市の殿町《とのまち》地区という川沿いのエリアが特区の中心地だった。今では「キングスカイフロント」というお洒落な名前がついているが、当時は河原の広大な荒れ地に過ぎなかった。そんな中で、未来を信じていち早く進出し、革新的な研究を続けてきたのが「実験動物中央研究所」で、遺伝子操作をして人間と同じ反応を示すヒト化マウスなどを作り出していた。これを使って薬の研究を進めれば、人間へのリスクを減らし、革新的医薬品の開発を加速させることができると見られていた。野村龍太専務（当時）には一緒にプレゼンテーションにも臨んでいただいた。

「アビガン」の国際展開を図る

我々はせっかく勝ち取った特区を活かすには、国際展開が不可欠と考えていた。そこで、外部にGCC（グローバル・コラボレーション・センター）という組織を立ち上げ、三菱商事のアメリカ副社長を務めた武市純雄氏に事務局長をお願いした。武市氏は私がワシントン赴任中に家族ぐるみで交流していた旧知の仲だった。三菱商事退職後は日本人初の世界銀行グループ国際金融公社（IFC）局長に就任し、話題にもなった根っからの国際人であった。

彼の幅広い国際人脈が、未病コンセプトに基づく「ヘルスケア・ニューフロンティア政策」をあっと言う間に国際的なネットワークに押し上げていった。武市氏のワシントン在住時代の友人、FDA（米国食品医薬品局）元次官のジョン・ノリス氏が未病コンセプトに惚れ込んでくれたことから、GCCの顧問に就任いただいた。これにより我々

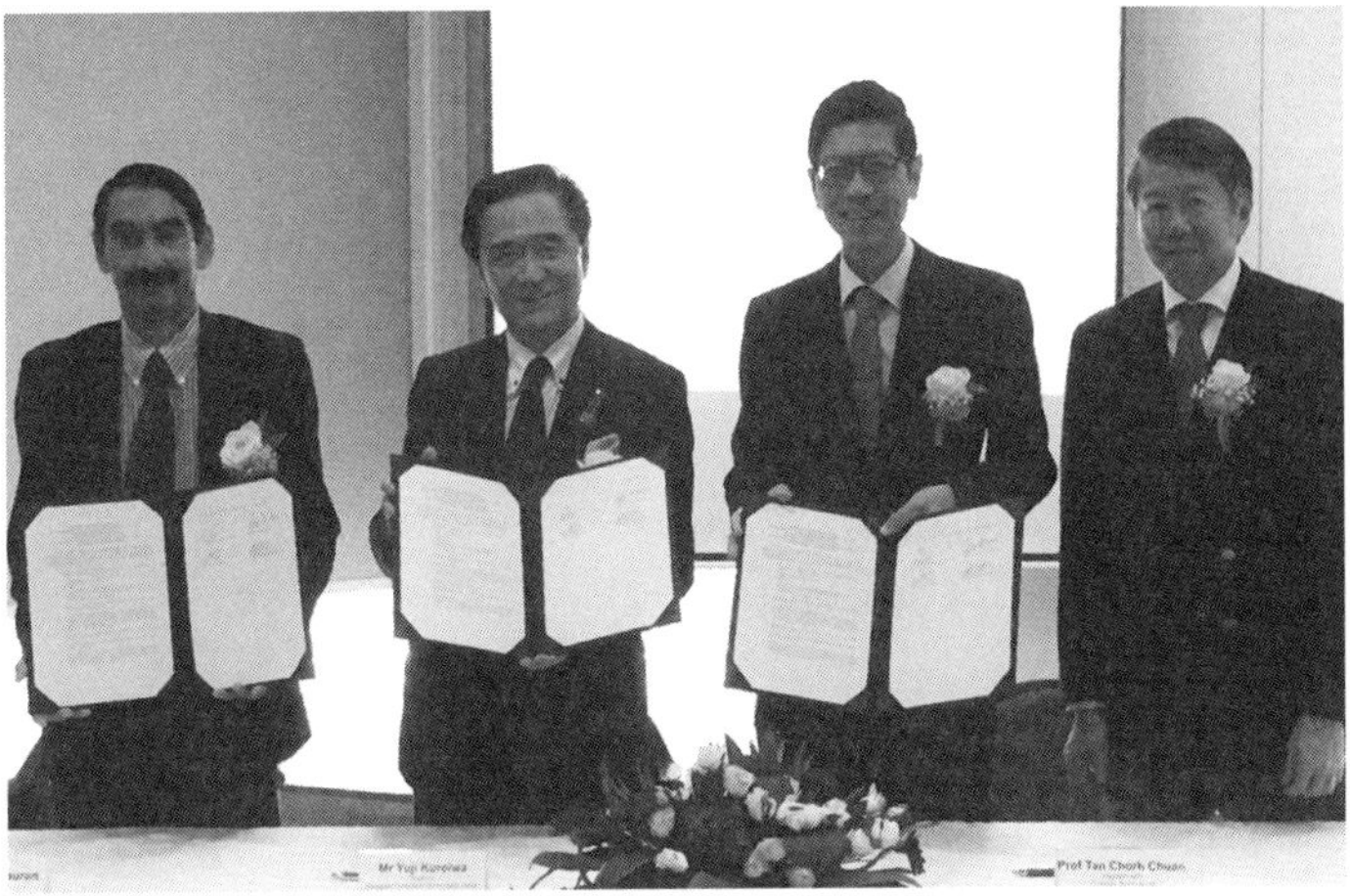
シンガポール政府機関とのMOU締結

のグローバル展開は一気に加速した。
ノリス氏と私はすっかり意気投合し、私は彼を日本を開国させたペリー提督にたとえ、「マイコモドー」と呼んだ。それは鎖国状態とも言える日本の医療に風穴を開けるのが特区のミッションと私自身、受け止めていたからである。
彼は最も敬愛する政治家、ジョン・F・ケネディになぞらえて、私のことを「マイヒーロー!」と呼んでいた。しかし、キャロライン・ケネディ日本大使（当時）と会談した際にも、彼が私のことをそのように評したのは、さすがに赤面の思いであった。

2013年11月、シンガポール政府機関と神奈川県がヘルスケア分野で協働していこうとMOU（覚書）を結んだが、一国の政府機関が県とMOU締結というのは、普通では考えられないことである。それはシンガポールを長年、リードしたリー・クアンユー元首相の側近だったフィリップ・ヨー規格生産性革新庁長官（当時）と武市氏の信頼関係によるものだった。

武市氏は英語だけでなくフランス語も堪能で、あれよ、あれよという間に2014年、フランスのCVT-SUDという主にアフリカに対する開発援助を行う政府機関とMOUを締結するまでに到った。その際、当時、大きな関心事であったエボラ出血熱に効果が期待できる新薬として、同行していた富士フイルムとともに「アビガン」を紹介したところ、「たいへんタイムリーな話だ」と強い関心を持って受け止められたと言う。

当時、GCCの会員企業の一つだったのが、富士フイルムだった。もともとは写真フィルムメーカーだった富士フイルムは、カラーフィルムの技術を応用することで化粧品、医薬品、サプリメントなどヘルスケア分野に乗り出し、大成功を収めていた。神奈川県の南足柄市に拠点を置く富士フイルムは、我々にとってヘルスケアニューフロンティア政策を推進するための最大のパートナーの一つであった。

富士フイルムが医薬品部門に本格的に進出するきっかけとなったのは富山化学工業の買収であった。そして、富山化学工業で開発されたのが「アビガン」だった。

富士フイルムは、我々の国際展開にGCCメンバーとして同行することが多かった。GCCのメンバー企業にとって、神奈川県の国際展開に同行できるというのは大きなメリットだったようだ。一企業ではなかなか会えない政府関係者や、行政、国際機関、アカデミアのトップにいきなり会えることで、ビジネス展開を加速するチャンスを得られるからとのことだった。

県にとっても、企業と連携して動くことで、政策実現化のスピード感が増すという大きなメリットがあった。まさに官民連携のパワーであった。

なお「アビガン」は、2014年に国内の製造販売承認を取得したが、一般には使われず将来、日本国内で新型インフルエンザが大流行し、他に効く薬がなかった場合に備えて、200万人分が備蓄されることになった。備蓄専用となったことから、通常は使用されておらず、一般的に認知されていなかったのは当然であった。

そんな「アビガン」がいきなり、我々にとっては6年ぶりに新型コロナの〝特効薬〟として聞こえてきたのである。

新型コロナ危機と特効薬「アビガン」

2月21日、我々はただちに動いた。神奈川県の特区で国際展開を支援してきた「アビガン」が新型コロナ危機を救う切り札になるかもしれない。そう思うだけで、いてもたってもいられない心境になった。そして、「アビガン」の新型コロナにおける治験・臨床研究を早期に開始し、迅速な承認に向けた取り組みを進めることと、コンパッショネートユースを認容することなどを求める緊急要望を、加藤厚労大臣あてに提出したのであった。

コンパッショネートユースとは他に効く薬がない時に、薬事承認前の薬であっても、人道的見地から使用することである。2014年の政府の「日本再興戦略」の中で導入の方向性は打ち出されてはいたが、まだ制度化されてはいなかった。

実現は難しいだろうなとは思いながら、あえてダメもとで要望項目に入れたのだった。危機の下では、通常では絶対に不可能なことであっても、一気に実現する可能性があると思ったからであった。こういう要望そのものは一地方自治体である県の仕事ではないかもしれない。しかし、「アビガン」に関わってきた神奈川県だからこそ、やってみる価値があるではないかと判断した。

国の動きは早かった。ただちに治験・臨床研究を開始するとともに、5月半ばには未承認の薬であるにもかかわらず、「緊急かつ特例的な取り扱いとして、保険診療との併用が認められる」としたのである。

また、国は「観察研究」を始めると発表したが、これこそ、我々が提案したコ

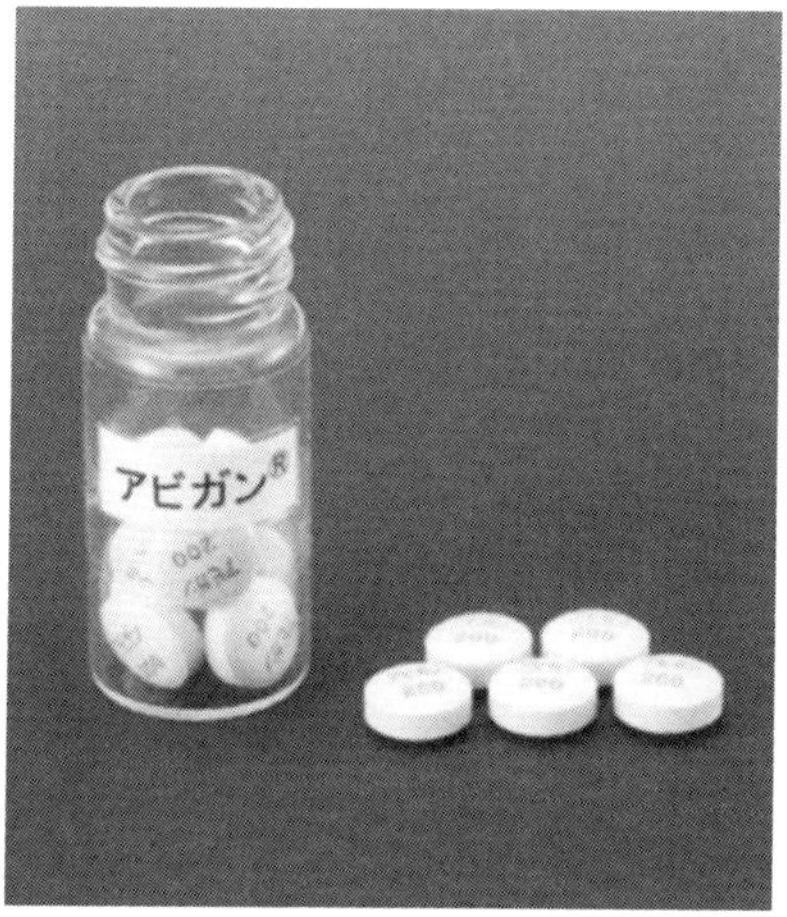

「アビガン」は3例目の新型コロナ薬となるか

ンパッショネートユースそのものであった。まだ制度化されていないため、あえて「観察研究」という言葉を使ったのであった。我々の緊急要望は満額回答だった。

安倍総理（当時）は5月半ばの記者会見で「観察研究ですでに3000例近い投与が行われており、臨床試験も着実に進んでいる」と明らかにしていた。新型コロナ陽性患者になった複数のテレビタレントも「アビガンが効いた」と発信していたため、我々は「アビガン」が一気に薬事承認されることになるに違いないと思っていた。

ところが、7月10日、アビガンの臨床研究を行っていた藤田医科大学が、「有効性に関して統計的有意差は見出せなかった」と発表した。患者数が減ってきたことで、臨床試験（治験）が十分に行えなくなったとも言われ、先行きは一気に不透明なものとなってしまった。

しかし、皮肉なことに再び患者数が増加したことも影響したのか、富士フイルム富山化学は10月16日、新型コロナウイルスの治療薬として、アビガンの製造販売の承認を申請した。臨床試験でアビガンを投与することで症状が早期に改善することを確認できたと言うのである。

これにより早期に承認される可能性が出てきたようで、そうなれば、レムデシビル、デキサメタゾンに次ぐ3例目の新型コロナ薬となる。しかも国産としては第1号であり、神奈川県の特区が深く関わった薬がこんなカタチで日の目を見ようとしていることは嬉しいかぎりである。

注目を集めた「スマートアンプ法」と〝ラスト侍〟

もう一つ、特区の成果だと明言できるのは、「スマートアンプ法を活用した迅速検出法」である。

県は特区の中で、2016年から県衛生研究所と理化学研究所による外来感染症の防疫に資する技術開発研究を支援してきた。スマートアンプ法とはもともとはデング熱やジカ熱などの感染症のウイルス検出の研究であったが、それを急遽、新型コロナウイルスに対応するようにしたのであった。

県の記者発表資料には、「昨今の新型コロナウイルス感染症の国際的な広がりを踏まえ、県からの要請により、神奈川県衛生研究所と理化学研究所は、『SmartAmp法』を利用した新型コロナウイルスの検出方法の研究開発に着手しました」とある。「県の要請」とは私が直接行ったものであったが、それが行われたのは実は横浜市内の居酒屋の個室であった。

私は会食の機会を大事にしている。同窓会的なもの以外、仕事と無縁の会食はほとんどない。会食相手の選定はいろいろな人に依頼してあり、その場で初めて会う人も少なくない。それだけに毎回、誰とどんな話ができるのか楽しみにしている。

2月10日。個室に入ると、理化学研究所の予防医療・診断技術開発プログラムの林崎良英プログラムディレクターと県衛生研究所の高崎智彦所長が待ち受けていた。林崎氏はスウェーデンのカロリンスカ研究所名誉医学博士賞などの受賞歴もある遺伝子構造・機能研究の第一人者であり、ノーベル賞候補とも目されている人物である。コロナの件でぜひ知事に話を聞いておいてほしいという首藤副知事がセットしてくれた会食であった。

居酒屋の個室ではあるが、スクリーンが置かれてパワーポイントの用意がされていた。それは私にとっては特に珍しいことではなかった。昼間の公務の時間は、とにかく次から次へと来客や打ち合わせが続き、じっくり話し合う時間を確保することは容易ではない。しかし、夜の会食の場では時間を気にすることなく、議論することができる。ただ、酒が入ってしまうと、どうしても宴席モードになってしまうので、乾杯の前にプレゼンの機会を用意するのである。

さて、今日は林崎氏からどんな話が聞けるのか、ワクワクしていた。ところが驚いたのは、話し始めたのは林崎氏ではなく、県庁職員の牧野義之グループリーダー(GL)だった。しかもパワーポイントを駆使して話す内容は、自分の仕事のアピールであった。彼の顔はよく見て知ってはいたが、話を聞くのは初めてのことだった。

タイトルは「ラスト侍　牧野の愉快な仲間たちの紹介」となっていた。自分を「科学技術イノベーションを推進する『ラスト侍』」と称し、自らの県庁内における履歴から話し始めた。こういう話を県職員がわざわざパワーポイントまで作って、知事の前でプレゼンするなんて、通常では絶対にあり得ないことだった。だからこそ、私にとっても初めての経験であり、逆に私自身は興味津々で彼の話に耳を傾けようというモードに入っていた。

ただ、これを聞かされるのは林崎氏と高崎所長にとってはさぞかし迷惑なことではないのだろうかと心配して、顔色を窺うと、なんと2人とも満面の笑みで、いちいち頷きながら聞いている。牧野GLが2人と十分な信頼関係を作ってきたことは明らかであった。

ノーベル賞級の〝侍集団〟とは

牧野GLは旧科学技術庁に2年間、出向したことから、科学技術イノベーションに目覚め、2015年以降、県のヘルスケア・ニューフロンティア推進本部で、異分野融合プロジェクトの立案、推進等の産学公連携活動全般を担当してきたと言う。

糖尿病患者のインスリン治療を激変させる「貼るだけの自律型人工膵臓」の開発、「再生毛髪の大量調整革新技術」の開発など、特区におけるヘルスケア・ニューフロンティアを先導するプロジェクトに最前線で対応してきたのであった。

そして、牧野GLが「愉快な仲間たち」として、最初のスライドで紹介したのは、慶應義塾大学医学部教授の中村雅也氏であった。彼は再生細胞医療とサイバーダイン社のロボットスーツ「HAL」とを融合させ、脊椎損傷の患者の機能を再生させる革新的研究開発を進める中心的人物であった。

このプロジェクトは特区の目玉の一つであり、私もヘルスケア・ニューフロンティア政策をプレゼンする際に、いつも最先端研究として世界中で発信してきたものであった。脊椎損傷で寝たきりになった人が立ちあがって歩けるようになるという夢のようなプロジェクトである。

もともとこの話はサイバーダイン社社長で筑波大学大学院教授の山海嘉之氏から聞いていた。山海氏とはフジテレビ時代からの付き合いで、開発初期の「HAL」を私がキャスターを務めていた『報道2001』のスタジオで紹介してもらったこともあった。ロボットスーツ「HAL」は脚に装着すると、脳からの生体電位信号を脚に貼ったセンサー

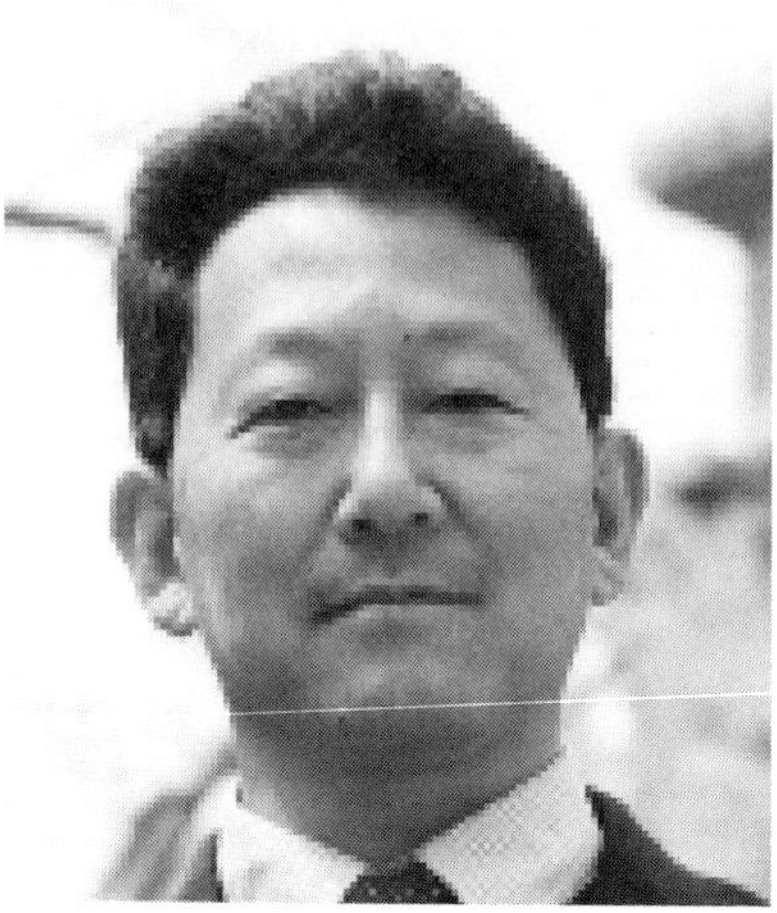

牧野義之グループリーダー

がキャッチしてモーターを回し、歩けない人が歩けるようになるという画期的な技術である。

神奈川県がライフイノベーション国際戦略総合特区を獲得するやいなや、山海氏はいち早くサイバーダイン社の進出を決めて、特区推進の中心的人物として活躍していた。そんな山海氏とパートナーを組んでいたのが中村氏であった。

中村氏のプレゼンも直接聞いたことがあるが、それもこの日と同じように居酒屋の個室であった。たいへんな熱血漢で、その時の話を私は生々しく覚えていた。彼の医学部の同級生が重大なスキー事故により脊椎損傷で寝たきりになった。その友人に「自分が再び歩けるようにしてやる」と約束をしたのだと言う。「医師としての道も絶たれてしまった同級生のために、絶対にこのプロジェクトを成功させる」と涙ながらに語ったのだった。

その時、中村氏のプレゼンを聞いた直後、私は彼にある動画を見てもらった。それは「さがみロボット産業特区」をアピールするために制作したアニメだった。鉄腕アトムが2028年の未来を見せてくれるという設定であった。そこには、偶然にも中村氏の夢がそのままに描かれていたのだった。

牧野GLのスライドではその時の居酒屋での写真も出された。私はその時点では牧野GLのことをキチンと認識していなかった。彼があの場にいたのかどうかさえ私の記憶の中にはなかった。しかし、写真を見ると、彼はちゃっかり中村氏の後ろでピースサインをしながら写っていた。

確かに、このプロジェクトはロボットと再生細胞医療という異分野融合の典型である。そして、特区の中心をなす実験動物中央研究所のマーモセットというサルを使って、前臨床研究が始まることになっていた。マーモセットとは他の霊長類では認められない、ヒトとよく似た行動が観察されることから、社会行動研究におけるモデル動物とされるサルである。このプロジェクトは2016年から国のリサーチコンプレックス事業にも認定され、国費と県費で推進してきたが、それを仕切っていたのが牧野GLだったのである。

この中村氏に続いて、牧野GLの侍仲間たちが次々と紹介された。食の機能を遺伝子レベルで解析し、科学的に未病改善を進めようという未病改善国際評価技術センター・センター長の阿部啓子氏、健康長寿を実現している超高齢者のデータを幅広く集めるなど、コホート研究（分析疫学の手法の一つ）を進める慶應義塾大学医学部教授の宮田裕章氏、自らの闘病体験を基に、脳卒中をどこで発症しても回復を期待できる社会を作ることを目指す元防衛医科大学校幹事、山田憲彦元空将らであった。

そして、最後に「世界のゲノム研究を牽引《けんいん》した理研横浜の林崎氏」が登場した。FANTOMという文字とともに、林崎氏を中心に大勢の海外の研究者らが集まった写真から始まった。FANTOMとは、「理化学研究所のマウスゲノム百科事典プロジェクトで収集された完全長cDNAのアノテーション（機能注釈）を行うことを目的に、林崎良英博士が中心となり2000年に結成された国際研究コンソーシアム」と紹介されたが、あまりに専門的すぎて私にはチンプンカンプンだった。

ただ、そこでの研究成果が京都大学の山中伸弥教授らのｉＰＳ細胞の研究につながったという部分だけはなんとなく理解できた。林崎氏自身がノーベル賞候補だということも納得できる感じがした。

そして、最後は「再生細胞医療侍プロジェクトの立案・推進」として、集合写真が紹介された。私にとっては馴染みの顔も多かったが、メンバーは理化学研究所、国立衛生研究所、ＫＩＳＴＥＣ（県立産業技術総合研究所）、ＳＨＩ（県立ヘルスイノベーションスクール）と県庁のヘルスケア・ニューフロンティア推進本部の職員であった。いかに牧野ＧＬがいろいろな人材をつなごうとしてきたかが伝わってくる１枚の写真だった。林崎氏も前列でにこやかな表情で写っていた。

県庁職員が特区を活かすためにどんな人間関係を作り、具体的に何をしてきたのかをこれほど詳細に聞く機会はこれまであまりなかっただけに、私にとっても有意義なプレゼンだった。そして、「自分たちは志を持った侍集団なんだ」と私にアピールしたいと思った牧野ＧＬの思いがしっかりと伝わってきた。神奈川県庁にこんな職員がいたのかと嬉しくなった。

これを前座として、いよいよ林崎氏と高崎所長のプレゼンが始まったのであった。

異例のカタチでの要請と説得

林崎氏はそもそもスマートアンプ法とはいかなるものか、それがどれだけ画期的な技術であるかを素人にもわかるように、ていねいに説明してくださった。

スマートアンプ法とは理研が開発したPCRに変わるDNA増幅技術である。これは遺伝子を特異的に増幅して検出する簡便・迅速・安価な遺伝子検出技術で、PCR法のような温度の上下を必要としないため、増幅時間の短縮及びエネルギー消費量の削減が可能となる。そのため、PCR検査は結果が出るまで2〜6時間ほどかかるが、この迅速検出法だと10〜30分と大幅に短縮できる。しかも感度はPCR検査と同等以上だと言う。

そして、高崎所長からは、県衛生研究所はダイヤモンド・プリンセス号の乗船者の陽性患者の検体から、３株の新型コロナウイルスを分離することに成功したとのことであった。そこで、スマートアンプ法を新型コロナウイルスにも対応できるかどうか、研究を始めたと言うのである。

私は思わず身を乗り出した。「その研究の結論が出るにはどのくらいの時間がかかるんですか」と問うた。「エビデンス（科学的根拠）をしっかり取らなくてはいけないので、最低でも数か月単位で、かなりの時間がかかります」と言う。

「今は緊急事態です。数カ月なんて悠長なことを言っている余裕はありません。なんとか1週間でできませんか？」

思わず、キャスター時代の突っ込みモードが入ってしまった。

プレゼンタイムは終わり、会食がスタートした。しかし、私は繰り返し、急ぐ必要性を強調し、何が障害になっているのか、どうすれば早くできるのか、徹底的に問い続けた。研究者としては、しっかりとエビデンスを出さなければならないという思いが強かったようだ。しかも今は特に理研内で、エビデンスがこれまで以上に厳格に求められているというのだ。

「もちろんエビデンスが大切なのはわかります。しかし、これはあくまで検査法であって、薬とは違うわけですから、それを使用することで患者の身体に直接的に害が及ぶというような心配はありませんよね。この件については県が一切の責任を持ちますから、全速力で研究を進めてくれませんか」

それまで私の攻勢をなんとか凌《しの》ごうとしていた林崎氏だったが、覚悟を決めたように大きく頷いた。そして、私に携帯電話を差し出したのだった。

「それなら、今から電話する人に、今の知事の思いを直接、話してくれませんか？」

私は誰と話しているかもわからぬままだったが、言われた通りに必死で頼み込んだ。これが「県の要請」の中身だった。電話が終わると、林崎氏は言った。

「やってみます」

林崎氏と高崎所長は、最後に決意を固めたような、それでいて晴れやかな表情で会食を終えた。私は祈るような気持ちで帰途についた。

数日して、牧野GLが報告にやってきた。

「林崎先生のチームはまさに寝る間も惜しんで、研究に取り組んでいます。スゴイやる気ですよ」

そして、さすがに1週間とはいかなかったが、会食から17日後の2月27日、林崎氏、高崎所長と共同で記者会見に臨んだのであった。その直前に理化学研究所のみなさんが林崎氏と一緒に知事室に来られた。私からは研究を急いでくださったことに対してお礼を申し上げたが、みんな晴れやかな顔だった。

牧野GLが教えてくれた。

「あの時、知事が電話で話したのはこの人ですよ」

最前線の現場で対応している研究員だった。

彼も笑顔だったので、安堵した。この画期的な新型コロナウイルス検査法を神奈川特区発の技術として、世に送り出すことができたことは私にとって、この上ない喜びだった。

しかし、ここがゴールではなかった。この後、さらなる大きな山が待ち受けていた。

アタッシェケース2台で簡便に検査できる

「スマートアンプ法を活用した迅速検出法」と大々的に発表した割には、どこでどのように使われているのか、その後、なかなか具体的な報告が入ってこなかった。使い始めてはいるが、PCR検査と同時に実施することで、その精度などを慎重に検証しながら進めているのだと言う。牧野GLにどうなっているんだと問い詰めると、彼は動じることもなく、むしろ誇らしげに語るのだった。

「実はロシアと共同で開発している技術がありまして、それが近々、ご紹介できることになると思います。スマートアンプ法はそこからが本番ですから」

サムライ牧野が言うことであるから間違いないだろうと、とにかくその日を待つことにした。すると、しばらくして、林崎氏が大きなアタッシェケースを2台持って、知事室にやってきた。そして意気揚々と説明を始めたのであった。

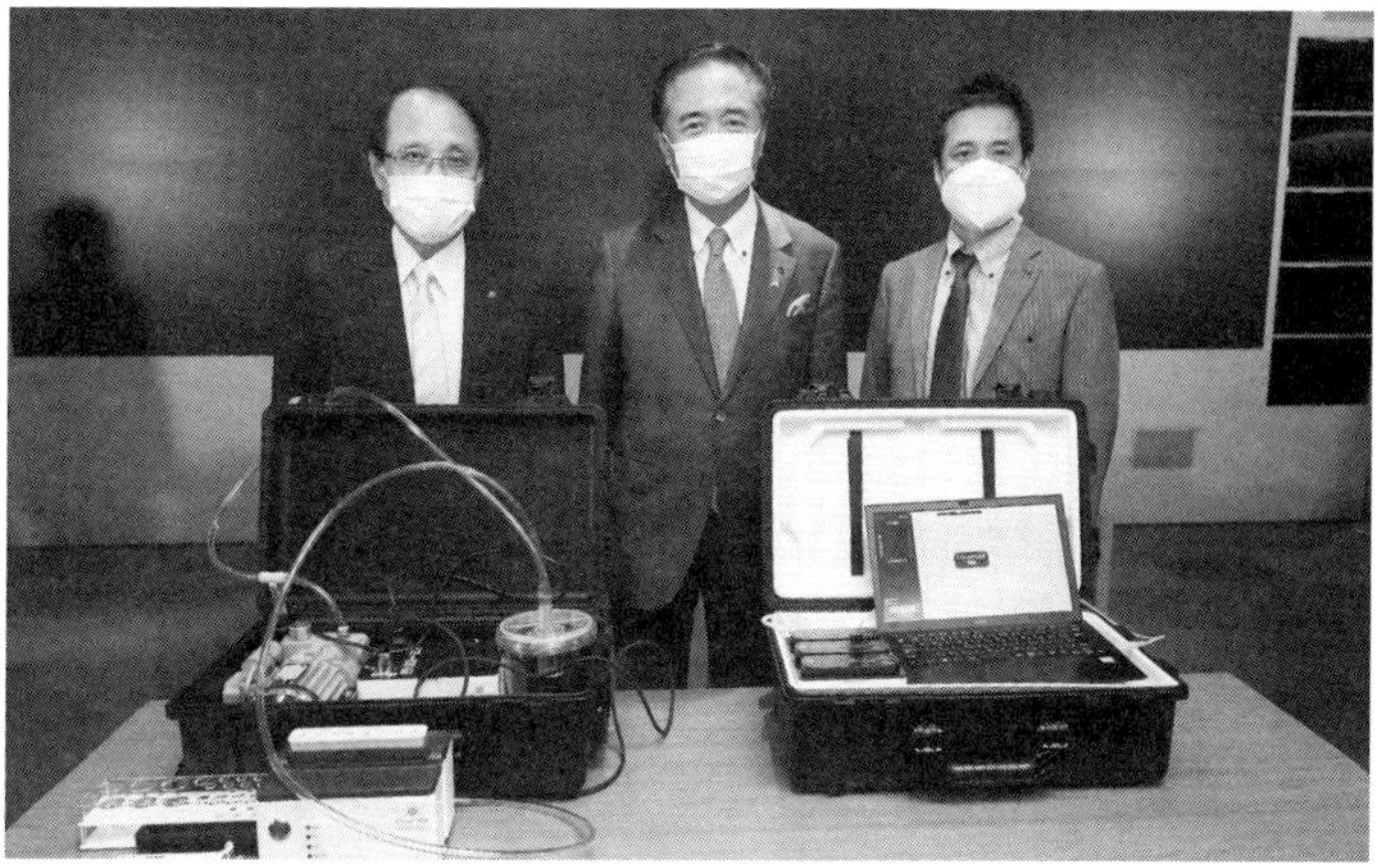

「検査の神奈川モデル」となった「スマートアンプ法」のアタッシェケース
林崎良英氏（左）阿南英明氏（右）

一つ目のアタッシェケースは検体採取後に前処理として、検体から核酸というウイルスの遺伝物質を抽出するもので、二つ目は等温増幅という、核酸を増幅させて検出する装置だと言う。検査結果を確認できるモニターもついていた。スマートアンプ法による検査の全工程を簡易パッケージ化したもので、検体を採取したその場で、検査ができ、結果までわかる。しかも検査スピードが速く、アタッシェケース２台でワンパッケージになっており、約1時間で24検体の検査を行うことが可能だと言う。

これまでは検査場で検体を採取し、そ

れを車で県の衛生研究所などに運び、それから2～6時間かかって検査結果が出ていたため、結果が出るまで数日かかることもあった。検査してから結果が出るまで時間がかかるということはそれだけ感染を拡大させるリスクも高まる。

しかし、このアタッシェケース版であれば、検体を採取したその現場で即座に検査ができ、しかも10～30分という速さで結果が出る。たとえクラスターが発生しても、迅速な対応で抑え込みがしやすくなる。

また、ウイルスの変異の影響を受けにくい試薬を利用しているため、今後、新型コロナウイルスが変異したとしても、一定程度、対応し、判定を行うことができる。万が一、対応できない変異があったとしても、試薬を変更することで対応可能だと言う。さらには、新型コロナウイルス以外の感染症についても、この検査機器で対応していけるそうだ。まさに画期的な検査機器と言っていいだろう。

「もともとロシアと共同開発してきたものなんですが、ロシアからアタッシェケースを取り寄せたところ、フィルターの精度が悪く、それを日本製に交換していたため、少し、時間がかかりました」

私は記者会見場にこの二つのアタッシェケースを持ち込むことと、林崎氏に同席してもらうことを依頼した。そして、どのような表現でアピールをするか、阿南統括官とともに検討した。そこで、決めたのが「検査の神奈川モデル」であった。

ＰＣＲ検査体制の不備についてはマスコミでも連日、指摘され続けてきた。阿南統括官は「誰でも彼でもＰＣＲ検査をすればいいというのは間違いだ」と常々、主張していて、我々もそのスタンスでいた。ただし、検査体制を今よりも拡充することの必要性は感じていた。

「検査の神奈川モデル」の本質は何か。それは保健所中心の検査体制から医療機関中心の検査体制に変えていくというものだった。どこでも検査できる仕組みなので、クラスターが発生した現場に持ち込むことも可能ではあるが、我々は医療機関への導入を目指すことにした。ウイルスを扱う作業であるがゆえに、安全性を重視し、医療機関でトレーニングを受けた臨床検査技師が対応することを基本とした。

医療機関での検査がもっと拡充すれば、自ずと保健所が検査以外の業務に集中できるようになるはずだ。新型コロナウイルスへの対応において、保健所に負荷がかかりすぎている現状を変える有効な手段にもなる。これによって保健所機能を強化できれば、新型コロナ対応力の向上にもつながるだろう。

ワンセット200万円だったが、全額補助金で賄えるようにし、100セットを県内の医療機関などに整備することを目指すとした。1時間で24検体の検査が可能であるから、1日5時間稼働させたとして、1万2000検体の検査が可能になる計算であった。実際に1日1万2000検体を検査するかどうかは別にして、最大そこまで検査できる体制を整えるということは、新型コロナとともに生きていく時代に大きな力になることは間違いない。

このアタッシェケース版はテレビでも多く取り上げられた。私がテレビ出演するたびに、私自身がまるでテレビショッピングのセールスマンのように、モノを見せながら解説した。まずは県内への整備を目指していたが、全国からも問い合わせが殺到した。本格運用はこれからだが、拡充した検査体制をいかにうまく活かすことができるか、それが今の我々の大きな課題である。

ウィズコロナは「さがみロボット産業特区」から

神奈川県は「京浜臨海部ライフイノベーション国際戦略総合特区」に続いて、「さがみロボット産業特区」を勝ち取り、ロボット産業の研究・集積を進めてきたが、これもコロナ禍において、大きなチカラを発揮することになった。

ロボットはウィズコロナ、アフターコロナの時代の新しい日常において、ますますなくてはならない存在になっていくだろう。最先端のロボット開発はこれからどんどん花開くに違いない。

そもそも「さがみロボット産業特区」はいかにして始まったのか振り返ってみたい。

私が知事に就任した当時、首都圏を大きな円でグルッと一周する圏央道の神奈川県部分「さがみ縦貫道路」の開通が4年後の2015年と目前に迫っていて、地元の期待が大きく膨らんでいた。「さがみ縦貫道路」が開通すれば経済的効果も絶大だと誰しも信

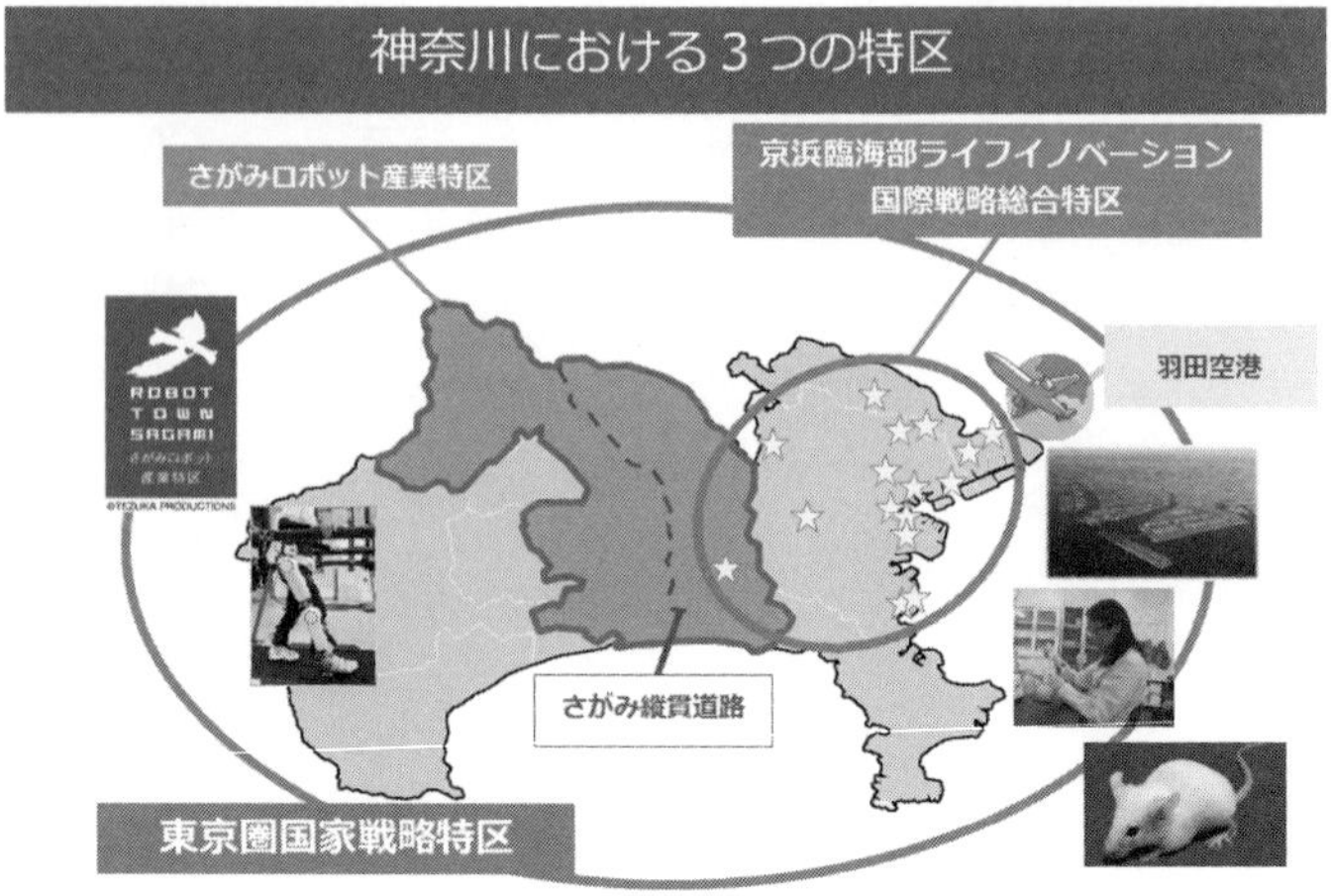

地元がマグネットの磁力を持ってヒト、モノを引きつける

じて疑わなかった。しかし、私は本当にそうだろうかと懐疑的に見ていた。

日本全国でこれまで「駅ができれば」「道路がつながれば」地元に大きな利益がもたらされると言われ、それを信じて、どれほど多くの人たちが裏切られてきたことだろう。道路がつながればヒトやモノの流れができるのは確かだが、地元に引き付けるチカラがなければ、ヒトやモノは逆に外へ流れていくか、目の前を通り過ぎていくだけになってしまう。

私が「マグネット」という言葉をいつも使うのは、地元がマグネット、つまり磁力を持って、ヒトやモノを引き付けるようにならなければダメだということである。

私は「さがみ縦貫道路」に対する県全体のムード先行の楽観論にむしろ危機感を抱いていた。この道路は県央という神奈川県の中央部を縦に貫くように走ることになるが、このエリアを外から来たくなる地域にしなければならない。しかし、道路でつながったことによって、埼玉、千葉のほうが土地の値段も安いからとの理由で、工場などもそちらに集まってしまうのではないだろうか。その可能性は十分にあると私は感じていた。わざわざ行きたくなるような、引き付けるチカラを持った県央地域にするためにはどうすればいいのか。さまざまに検討を重ねた結果、新しい未来産業の拠点にしようということになった。

もともと、県央地域にはたくさんのキラリと光る技術を持つ中小企業が集まっていた。多くは自動車関連企業の子会社であったが、その高い技術力は車以外でも活用できるに違いなかった。

また、県立産業技術センター、小惑星探査機「はやぶさ」で話題となったＪＡＸＡ（宇宙航空研究開発機構）をはじめとするたくさんの研究所も揃っていた。神奈川工科大学、産業能率大学、東京工芸大学、それに県央につながる湘南には慶應義塾大学SFC（湘南藤沢キャンパス）などの大学、さらに県立総合リハビリテーションセンターなど医療福祉施設も充実していた。

これらを総合的に結び付け、未来を切り拓く新しい産業、それがロボットだろうということになった。しかも、「いのち輝く神奈川」であるから、いのちを輝かせるロボット、すなわち生活支援ロボット産業の一大拠点を目指すことにしたのだった。

そして、また再び、特区審査をクリアしなければならなかったが、今度は私一人のプレゼンテーションだった。絶対に外せないとの必死の思いで臨んだ結果、しっかり合格を勝ち取ることができた。

ただ、当初はこちらが要求する具体的な規制緩和の項目に政府がことごとく「NO！」を出してきた。「規制緩和の認められない特区なんて意味がない。こんなものは『名ばかり特区』だ」と、私は怒りに任せて猛反発した。そこから事態は急変し、要求していたほとんどの規制緩和が一気に認められ、さまざまな実証実験ができる文字通りの〝特区〟になったのであった。

廃校になった高校を実証実験が自由にできる実験場にしたところ、運動場を重機で掘り起こしたり、無人走行車が階段を上り下りしたり、体育館ではドローンが飛び交うなど、ありとあらゆる実験が行われるようになった。そこから、空気圧を使って人工筋肉を動かし建機を遠隔で操作するシステムや、硬直化した手足のリハビリを支援するパワーアシストハンド・レッグなど、短期間で次々と新しいロボットが開発され、商品化されていった。中でもドローンの開発には目覚ましいものがあった。

ドローンがミカン畑を飛んだ

2015年、箱根の噴火警戒レベルが1から3にまで上がり、大涌谷《おおわくだに》周辺への立ち入りが禁止される事態となった。年間2000万人もの観光客が訪れる箱根にとっては大打撃であった。そこで、ロボット産業特区と連携して、立ち入り禁止エリア内に入って行わなければならない作業をロボットでできないかということで、ただちに「火山活動

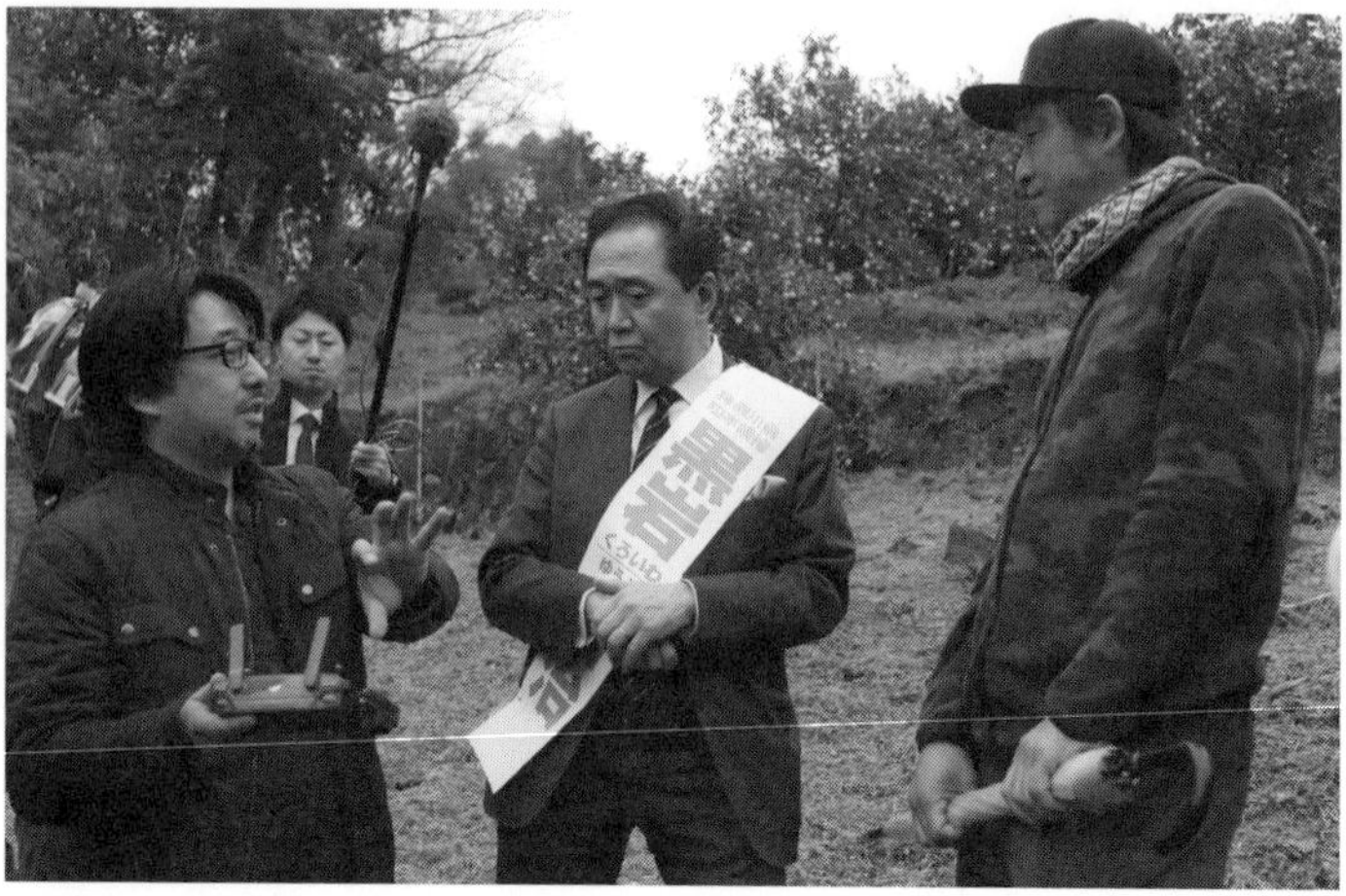

小田原のミカン畑でドローンの活用を実証

対応ロボット緊急開発プロジェクトチーム」を立ち上げた。

しかし、最初は専門家からネガティブな意見が続出した。あれもこれも一度にできるロボットなんて無理と言う。それなら、「できることから始めればいいじゃないか」と一喝し、強引にプロジェクトをスタートさせた。結果として、ロボットのパワーと可能性を感じさせる商品が次々とカタチになったのである。

温泉関連施設や新たな噴気孔などの調査を上空から行う「火山対応ドローン」、地すべり情報を無線通信で知らせ、作業者の安全を確保する「地すべり警報システム」、さらには火山ガス濃度センサーを運搬して設置し、回収まで行う「クローラ型の地上走行車」などのロボットであった。

こうした体験が次につながった。それは2019年、私の3期目の知事選挙が始まる直前のことだった。慶應義塾大学SFCのドローン社会共創コンソーシアムの南正樹特任助教、田代光輝特任准教授らと会食をした。田代氏には常日頃からネットの活用法についてさまざまなアドバイスをいただいていたが、彼がドローンの第一人者である南氏をぜひ紹介したいとのことでの会食であった。

南氏は居酒屋の個室に持ち込んだタブレットで最新のドローンについて、映像を駆使しながら、ときには部屋の中で小さなおもちゃのようなドローンを飛ばしながら、レクチャーをしてくれた。そして、「これからは生活のあらゆる場面にドローンが活用される『ドローン前提社会』になります」と言うのである。

「さがみロボット産業特区」でロボットの時代に先鞭《せんべん》をつけてきた神奈川県の未来像を選挙戦を通じて打ち出していく中で、「ドローン前提社会」という言葉はとてもいいメッセージになると感じた。そこで、ただちに公約に追加することにした。すでに選挙用の広報チラシは印刷所に回っていたが、なんとか差し替えることができた。

選挙戦の最中、私は南氏のドローンチームとともに小田原のミカン農家を視察した。ミカン畑を歩きながら、農家のみなさんから直面する課題について伺った。それを克服するために、実際にドローンをどんな風に活用できるか、南氏は具体的に語ってくれた。

ミカン畑は急斜面のため、山の上で収穫したミカンを下まで降ろす作業はたいへんなのだが、ドローンを使えば一気に降ろすことができる。農家は鳥獣被害に苦しめられているが、これもドローンと番犬をセットにすることで、イノシシなどを追い払うことができる。農薬散布も上空からではなく、枝のすぐ近くに接近しながら直接的に散布できる。

こんなにもさまざまな課題解決にドローンが役に立つとは、私も正直、驚いた。ミカン農家の高齢化が進み、廃業を考えている人も少なくないという中で、光明の差す話であった。

「ドローン前提社会」と夏の湘南海岸の成果

3期目は県庁に未来創生課という新しいセクションを作り、「ドローン前提社会」の実現化を積極的に進めてきた。しかし、新型コロナとの闘いの中でも、ドローンが大活躍することになるとは想定していなかった。

湘南海岸を抱える神奈川県にとって、夏の最大の課題の一つが海水浴場をどうするかであった。専門家に意見を聞いたところ、海で泳いだり、砂浜で日光浴をしたりで感染する可能性は少ないが、海の家が密になったら、感染リスクは高まるだろうということだった。

海水浴場の開設者は市町だが、開設を認める権限は県が持っている。ただ、市町を越えた広域的な問題でもあることから、海水浴場や海の家開設のための感染防止対策のガイドラインを県が作成することになった。

密を避ける海の家を実現するために、完全予約制、ソーシャルディスタンスの徹底など、ガイドラインは事業者にとってたいへん厳しい内容となった。結果的に県内すべての海水浴場が開設されないことになり、海水浴場のない夏になることとなった。

しかし、それがゆえに新たな課題が出てきた。通常は海水浴場の開設者が遊泳エリアを仕切ったり、ライフセーバーを配置したりと安全対策を行っていた。それが今年は海水浴場が開設されないために、こうした安全対策は行われない。だが、海水浴場が開設されなくても、海の家がなくても、海に入る人はいるだろう。その人たちの安全をいかに確保するのかが、大きな課題となった。

基本的には自己責任ではあるが、だからと言って行政として何もしないというわけにはいかない。そこで県として、日本ライフセービング協会と協定を結んだり、警備員にパトロールしてもらったり、海に入るのを控えるよう促す看板を設置したりとさまざまな対策を取ることにした。

その一環として、私が閃いたのがドローンの活用であった。2019年11月、大磯港で行われた津波対策訓練の際に、ドローンを使用していたことを思い出した。ドローンが海に取り残されたサーファーたちの真上まで飛んでいき、早く避難するように音声で呼びかけたり、着水と同時に瞬間的に膨らむ浮き輪を上空から投下したりしていた。夏の海もドローンで守れないかと南氏に相談したところ快諾してくれた。私が「ドローン前提社会」という言葉を急遽、公約に盛り込んだことを南氏は高く評価してくれていたのだった。おかげで、ロボット先進県・神奈川らしい海の安全対策となった。

私は8月半ば、鎌倉と藤沢の海岸に視察に行ったが、地元サーファーたちとライフセーバーたちとの連携が見事だった。しかも海上保安庁も船と人を出して、海の安全のために協力してくれていた。

藤沢エリアは地元の努力により、サーファーのエリアと一般の人のエリアが旗によって分けられ、お互いの接触を避けるよう工夫されていた。私も浜辺から双眼鏡で眺めてみたが、沖合の波間にいる人の姿は想像以上に見えないものだった。機動力のあるドローンの4Kカメラからの映像がいかに大きなチカラになるか、大いに実感することができた。

この海岸線の一部には離岸流（岸から沖への強い流れ）が発生しやすいところがある

という。ライフセーバーはそのポイントを知っているため、特にそのあたりにドローンを飛ばして重点的に警戒していた。この夏、実際に海に入っていた人が離岸流によって沖に流されかけたのを発見し、ライフセーバーが救助した例もあった。

こうした取り組みにより、今夏は、海水浴場が開かれていたエリアでの死亡事故は1件も起きなかった。昨年は2件起きていたから、危機感を持って、多くのチカラを結集してあたったことによるすばらしい成果だと言えるだろう。ライフセーバーがドローンを活用しながら海の安全を守るという方式は、来年以降の海水浴場のモデルになるのではないかと感じた。コロナ禍だからこそ、発見した新たな安全対策であった。

6 緊急事態宣言発令、そして解除！

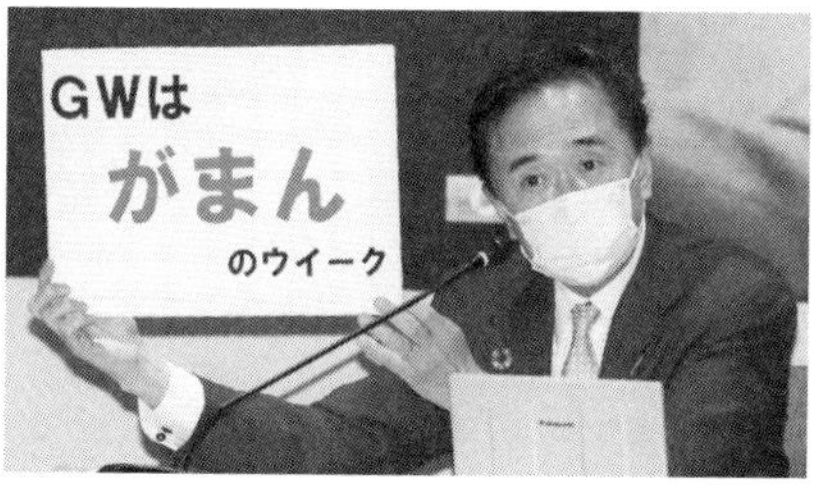

小池都知事の本領発揮

4月7日、安倍総理（当時）は首相官邸で開いた新型コロナウイルス感染症対策本部で、緊急事態宣言を発出した。感染症患者の増加傾向が止まらず、メディアを中心に、緊急事態宣言を早く出すべきとの声が日に日に盛り上がってきていた。世論の高まりがない中で発出すると、強権的だと猛反発を食らいそうな宣言であるから、私としてはいいタイミングだったと受け止めていた。

対象は神奈川、東京、埼玉、千葉、大阪、兵庫、福岡の7都府県で、4月7日〜5月6日の1カ月間、外出自粛を強く要請するという内容だった。神奈川県が含まれるのは患者数からしても仕方ないことだと受け止めていた。

私はこういった国難とも言える危機を乗り越えていくには、国も地方も一体となって、国の強いリーダーシップの下に知事らが歩調を合わせて臨んでいくべきと考えていた。

全国知事会としてもその方向で、国との調整を進めていた。私は全国知事会の新型コロナウイルス対策本部副本部長として、連日のように西村康稔新型コロナ対策担当大臣(当時)らとオンライン会議を重ね、そうした流れを作っていっていた。

その中で、私が当初から主張しながら、結局、実現しなかったことが一つだけあった。それは「休業要請と補償はセット」ということだ。これは私が最初に全国知事会の要望書の中に盛り込むよう提案したものであった。

緊急事態宣言が出されると、新型インフルエンザ等対策特別措置法(特措法)に基づいて知事に大きな権限が付与され、事業者に休業要請を行うことができるようになる。しかし、休業要請された事業者からすれば、それならその分、補償してくれという話が絶対に出てくるだろう。だから、補償の問題について、明確にしておくべきだ。そうでなければ、知事が責任だけを負うことになる。権限を持って立ち向かうためには軍資金も必要だ。

知事会からの多くの要望について、西村大臣は真摯に受け止め、さまざまな対応をしてくれたが、この点だけは改善されないまま、本番を迎えることとなってしまった。

ただ、当初は特措法24条に基づき、徹底した外出自粛要請でいこうというのが、国と全国知事会のおおむね一致した方針だった。つまり、最初から休業要請はしないということだった。

ところが、この合意は東京都の小池知事によって、一瞬にして粉砕されてしまった。東京都は緊急事態宣言の冒頭からいきなり個別のさまざまな業種の名前を明示して、休業要請をかけると言ったのである。全国知事会の方針には従わないということで、私も驚いた。西村大臣は小池知事と会談を重ね、なんとか思いとどまらせようとした。私は当然、小池知事が折れるだろうと思っていたが、結果はそうではなかった。

対象とする業種を一部、入れ替えるということで、国と東京都は合意してしまった。理容室や美容室、キャバレー、ダンスホールなど、個別の業種を細かく並べて、4月10日、東京都はこの業種は休業要請を行う、この業種は行わないと発表したのである。

国がそれを呑んだということは方針の大転換だった。しかし、ここからは一気に流れを作る天才、小池知事の本領発揮であった。それより前、3月23日の記者会見で「ロックダウン」という過激な言葉を使い、いきなり「私こそは危機意識の先頭を走る知事」

というイメージを打ち出していた。その流れの中で、外出自粛だけでは生ぬるい、休業要請まで行わないと感染拡大を抑えられないと強烈にアピールしたのである。

それを抑えようとした国の対応を「代表取締役社長かと思ったら、中間管理職だった」というキャッチーな言葉によってバッサリ切り捨て、大衆のハートを一気にわしづかみにしたのだった。補償はどうするのかと思いきや、「休業要請に応じた事業者には最大100万円の協力金を支給します」と言うではないか。これにはさらに仰天した。東京都にはそんなに金があるのかと愕然とする思いであった。

10日の昼に小池知事の会見を受けて、私も記者会見を開いた。当然のごとく記者からは休業要請について訊かれた。私はそれまでは「まずは徹底的な外出自粛を要請する」との見解を示してきた。しかし、東京都が休業要請をするのに生活圏をともにする神奈川県がしなかったらどうなるのか。東京都で閉まっている店が神奈川県では開いていることになれば、神奈川県に人が一気に流れてくることになり、感染拡大のリスクが高まってしまう。

そこで方針を即断で転換し、「すべて東京都と同じ業種に休業要請をする」と発表したのだった。どんな業種か、いちいち吟味している余裕などなかった。苦渋の決断だった。ただ、100万円の協力金は、どう考えても不可能だった。なんとか工面して、最大30万円を確保するのがやっとであった。

「今は、神奈川に来ないで！」効果に驚く

緊急事態宣言が発出されている中、強制力のない外出自粛要請であるにもかかわらず、日本中どこも街中はひっそりしていた。いかに日本人が要請を守っているかが伝わってきた。逆に少しでも人出が増えると、過敏に反応する人も多くいた。「自粛警察」などという言葉で語られるような状況もあった。

ゴールデンウィークを前にした4月22日、人出が増えることを心配する湘南海岸沿岸の市長・町長が、「海岸封鎖、道路封鎖をしてほしい」と要望書を持ってきた。その前の週末、湘南海岸沿いの道路が大渋滞となり、住民から不安の声が多く寄せられたのだ

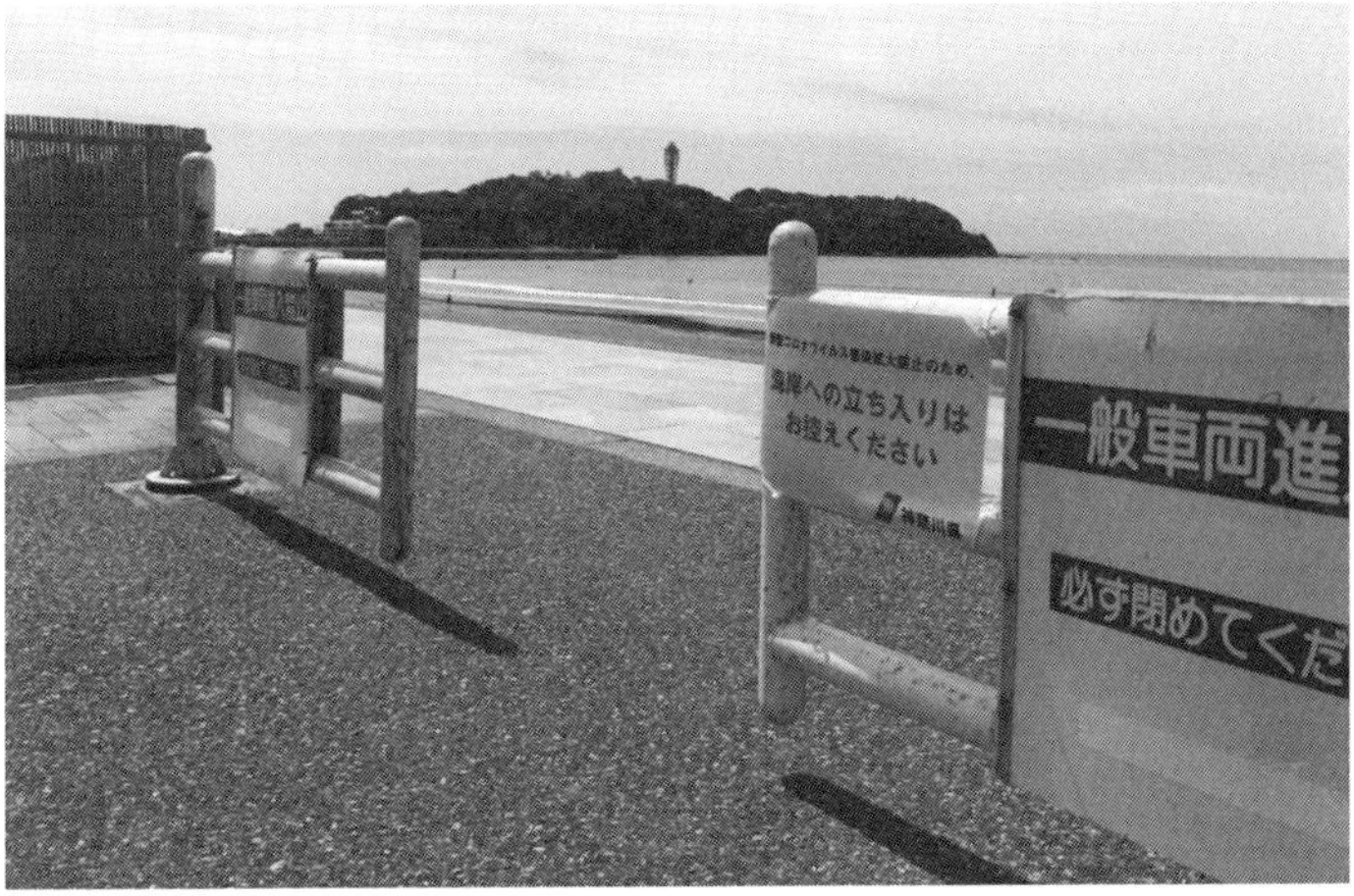
海岸への立ち入りは
お控えください
一般車両進
必ず閉めてくだ
湘南海岸で立ち入りを控えるよう呼びかける看板

と言う。

さすがに、今の特措法では知事に海岸や道路を封鎖するまでの権限はない。しかし、わざわざ首長たちが県庁までやってきて、私が直接、要望を受けたわけであるから、何もしないというわけにはいかない。どうすれば人が来ないようにできるか、いろいろ検討した結果、私からメッセージを発することにした。

「外出自粛に関する緊急知事メッセージ〜その外出はいのちよりも大事なものですか〜」として、記者会見で次のように述べた。

「普段なら大型連休には、『どんどん来

て！』とお願いするところですが、今は逆です。神奈川には、『湘南の海には来ないでいただきたい』」

それと同時に、県が管理する海岸に「海岸への立ち入りはお控えください」との看板を300枚以上掲示した。さらに、「今は、神奈川に来ないで！」とラジオCMなどで連呼したり、道路情報板や横断幕で表示したりした。

はたしてこれだけでどれほどの効果があるものなのか、私自身は半信半疑であったが、結果的に効果は絶大だった。次の週末はゴールデンウィークの始まりだったにもかかわらず、湘南海岸は信じられないくらいに閑散とした状況になっていた。首長たちからも感謝の声が寄せられた。「今は来ないで！」というこの逆説的なフレーズはこの後、全国各地で使われるようになった。

ただ、5月2日に私が特別に発した緊急速報メールによるメッセージは物議をかもした。ゴールデンウィークの後半に入る5月1日から、感染拡大防止のための「外出自粛の要請」について、緊急事態宣言中の1回に限り、緊急速報メールで発信できるように携帯大手4社が配慮してくれていた。それに基づいて、全国のどこよりも早く、発信したのであった。事前に私自身、文面もチェックしており、「GWは我慢のウィーク」というフレーズを入れることにしていた。

しかし、当日の朝10時に自分の携帯に緊急速報メールが届いた時には仰天した。まさか、地震の時と同じ警報音が大音量で流れるとは、正直言って私自身、不覚にも想定していなかったからである。

「どこの地震か？」とあわてて自分の携帯メールを見て、神奈川県知事からのメッセージと確認した時は、申し訳ない気持ちでいっぱいになった。案の定、お叱りの声をたくさんいただいた。ただ、意外だったのは理解を示してくださる方も少なくはなかったということだ。あれくらいのインパクトでメッセージを発信しなければ今の若い人には伝わらないからと言うのであった。

ともあれ、緊急事態宣言下における徹底した外出自粛によくぞ、みなさん耐えてくださったものだと思うが、それも1カ月間だけ辛抱すれば、この危機を乗り越えられると思ったからである。それが5月4日に5月末までの再延長が決まった際、同じ我慢が続けられるものか、私も不安でいっぱいだった。何よりも、休業要請に応えてくれている事業者が持ちこたえられるかが心配でならなかった。

「出口戦略」をめぐる葛藤

さて、緊急事態宣言はどういう基準で解除されるのか、政府が延長を決めた段階で何らかの数値基準が示されることが期待されていたが、示されないまま延長が決まった。それを即座に批判し、2日後には独自の出口戦略を具体的な数字を示したのが大阪府の吉村洋文知事だった。

私も国からは何らかの数値基準が示されるだろうと思っていたので、残念だとの思いはあった。しかし、だからと言って、神奈川県として即座に独自のアクションを起こしたわけではなかった。吉村知事の素早い対応は見事だった。神奈川県は完敗したと感じた。案の定、ここから吉村人気が一気に過熱していくことになる。

大阪府独自の数値基準とは1週間の平均で感染経路不明者の数が10人未満、陽性率

7％未満、重症者の病床使用率60％未満の3条件が7日連続で満たされれば、段階的に休業要請などを解除するというものだった。しかも、それに合わせて通天閣などのライトアップの色を変え、今の状況を府民に伝えるという気の利いたアイデアも示されていた。

これまで、新型コロナとの闘いは神奈川県がリードしてきたという自負があっただけに、吉村旋風によって、すべてかき消されてしまうのではないかとの思いも正直あった。別に知事同士で競争しているわけではないが、神奈川県としては絶対に負けたくないとの思いが強かった。

神奈川県も独自に出口戦略を示すべきではないか。何らかの数値目標を並べることはできるだろうが、それにどれだけの意味があるのか。しかし、テレビ出演しても、必ず「神奈川には大阪のような出口戦略はないのか？」と聞かれるに違いない。その時、「ありません」で済むのかどうか。私は大きく揺れていた。

しかし、「それはやめたほうがいいです」と断固とした口調できっぱりと言い切るスタッフがいた。大手広告代理店からの応援で県の広報を担当している伊藤翔氏だった。

30代になったばかりの若手で、もともと横須賀市の行政を手伝っていたが、コロナ禍にあたって県の広報に協力してくれていた。

「これまで『いのち輝く』という大きな目標を掲げ、地道にやってきた神奈川だからこそ、今があるんです。吉村知事が起こしたムーブメントに安易に乗ることは得策ではないと思います」

県庁職員ならば本当は心の中でさまざまに思ってはいても、それをそのまま知事に面と向かってズバリ直言するというのは、勇気のいることかもしれない。私は本当はそれを期待しているのだが。

しかし、伊藤氏は違った。相手が知事だからと言って、特段に配慮する必要性など全く感じていないようだった。しかも彼の見解にはなるほどと思わせるものがあった。

広報とは、相手がどう感じるか、しっかりと伝わるかどうかが勝負である。私自身、メディアで育ってきたがゆえに広報には特に敏感だった。そして、私がずっと重視してきたのは若い感性だった。私がいいと思っても今の若い世代に伝わるのかどうかはわからない。それは私自身がいくら若いつもりでいても、今の若い世代の感性を持ち合わせていないことは明らかだからである。

しかも今は世論が形成されていく上でネットのチカラが無視できない時代である。オールドメディアで育った私は、今のネット世論とどう向き合えばいいのか、よくわからないところもあった。ネット上での発言は過激なものが多かった。私もフェイスブックとツイッターをやってはいたが、特にツイッターでの過激な攻撃にはしばしば心が折れそうになった。

一時、吉村知事が夜遅くまで仕事をしていることを受けて、ツイッター上で、「吉村寝ろ」というハッシュタグが立ったことがあったが、その時、「黒岩起きろ」というハッシュタグが同時に立てられた。どこの誰がどこまで本気でつぶやいているのかはわからないけれど、私にとっては悪意と憎悪の塊の中に、放り出されたような感覚であった。同じ頃、女子プロレスラーがツイッターでの非難に耐えかねて、自殺したことが大きなニュースとなったが、気持ちがわかるような気がしていた。

結果的に、私は伊藤氏のアドバイスを受け入れ、同じような出口戦略は提示しなかった。吉村路線ではない神奈川独自の出口戦略とはいったいどういうものなのか。あれこれ思いをめぐらせ、さんざん議論をしたが、なかなかいいアイデアは浮かばなかった。しかし、畑中氏の提案を聞いて納得した。やっぱり、彼は天才だなと思わせる内容だった。

緊急事態宣言解除後の「神奈川モデル」と「K値」

畑中氏の提案は、「緊急事態宣言解除後の神奈川モデル」であった。そのタイトルを見た瞬間、私の中でこれまでもやもやしていた気持ちが一気に吹き飛んだ。それは「出口戦略」ではなかった。「出口を出た後の戦略」だった。出口は国の緊急事態宣言解除に委ね、県としてはその後をどうするかのシナリオを提示したものであった。これで県庁内の議論が一気に前進することになった。

緊急事態宣言が解除されるとさまざまな自粛が解かれることになるだろうが、そうす

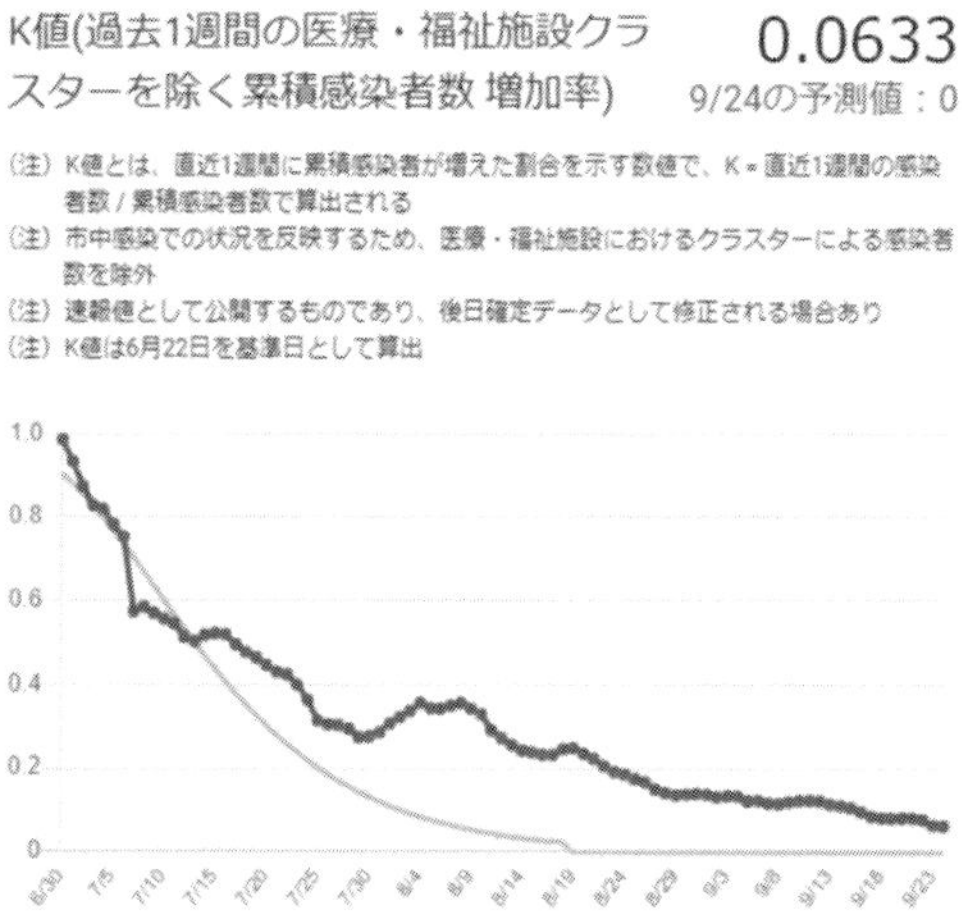
K値(過去1週間の医療・福祉施設クラスターを除く累積感染者数 増加率)
0.0633
9/24の予測値：0
(注) K値とは、直近1週間に累積感染者が増えた割合を示す数値で、K＝直近1週間の感染者数 / 累積感染者数で算出される
(注) 市中感染での状況を反映するため、医療・福祉施設におけるクラスターによる感染者数を除外
(注) 速報値として公開するものであり、後日確定データとして修正される場合あり
(注) K値は6月22日を基準日として算出
1.0
0.8
0.6
0.4
0.2
0
6/30
7/5
7/10
7/15
7/20
7/25
7/30
8/4
8/9
8/14
8/19
8/24
8/29
9/3
9/8
9/13
9/18
9/23

2020年9月24日現在

「神奈川警戒アラート」発出の指標のひとつとなった「K値」

ると再び、陽性患者が増えることになるだろう。その時、県はどうやって感染爆発を抑えるべきなのか、どのタイミングで何をするべきなのか、それを提示しようというものだった。出口を出た後、また再び、緊急事態のレベルに戻ってこないようにするシナリオである。いわゆる「出口戦略」とは一線を画すものだった。

畑中氏の提案には「神奈川警戒アラート」を出す基準が示されていた。「神奈川警戒アラート」とは、再び感染者の増加傾向が出てきたことをいち早く県民のみなさんにお知らせするサインであった。それとともに、緊急事態宣言解除後、重点医療機関など新型コロナ専用に確保していたベッド数を2割ほど減らし、通常の医療提供体制を一部復活させるが、それを再び、新型コロナ体制に戻すサインにもすることとした。

新規陽性患者数、感染経路不明率などとともに、「神奈川警戒アラート」発出の指標の一つに「K値」なるものが提示されていた。大阪大学核物理研究センター教授の中野貴志氏が今回の新型コロナの感染状況を見ながら開発したまったく新しい指標であった。1週間単位で患者の増加率の推移を見て、推計値との乖離で感染状況を判断するというものである。この「K値」はその後、全国的にも注目されたが、医学界で正式に認知されたわけではなかった。試行錯誤の中での一つのプロセスだったのかもしれない。しかし、どこでどうやってこんな新しいものを見つけてきたのか、畑中氏の情報収集力には驚かされた。

さて、緊急事態宣言が解除された後、神奈川県としてさまざまな業種に対して行っていた休業要請をどうするのかも具体的に決めておく必要があった。東京都はロードマップという概念を提示して、ステップ1、2、3と切って、ステップに応じて、業種ごとに段階的に解除していくとしていた。緊急事態宣言発令の時は休業要請をする業種を東京都と瞬時に揃えざるをえなかったが、今回はあの時とは違って時間的余裕があった。神奈川県としてどうすべきか、じっくり考えた。

まずは、東京都が提示したステップ論に同調する気はなかった。そもそも、接待を伴うバーやナイトクラブ、ライブハウスはステップ3にも入っていなかった。それでは銀座のクラブなどはすべて潰れてしまうのではないかと思わざるをえなかった。

たとえば、パチンコ業界はステップ3になって、初めて休業要請が解除されることになっていた。しかし、それに現実性があるとは私には思えなかった。5月4日に緊急事態宣言が延長された時、我々はパチンコ業界にも引き続きの休業継続の要請をしたが、今度は最初から聞く耳を持たずという店が少なくなかった。その時はあらためて強制力のない休業要請という特措法の限界を感じたが、なぜに彼らが休業要請に応えようとしないのか、その理由を聞いて私は考え方を変えざるをえなかった。

彼らは悲痛な思いで訴えてきた。

パチンコ業界と一括《ひとくく》りにされるが、業界団体としてはなんとか県の意向に沿うように全力をあげてきた。業界団体に加盟していない店に影響力を及ぼすことは難しいが、加盟店の多くは必死の思いで、こまめな消毒やアクリル板での遮蔽《しゃへい》など感染防止対策を徹底している。しかも、そもそもパチンコのお客さんは一人ひとりがパチンコ台に向かって、いっさい他人としゃべることなく、黙々とゲームを楽しんでいるのであって、飛沫が飛び交う環境ではない。実際、これまでパチンコ店でクラスターが発生したという事実もない。それなのに、どんなに感染防止対策に取り組んで努力しても、パチンコ業界というだけで休業要請の対象にされてしまうのは納得できない、と言うのである。

これこそ、現場の声だと私は思った。

特措法は業界ごとに対応していく仕組みになっているが、その発想自体が問題なのではないだろうか。業界ごとではなく、感染防止対策にどれだけ真剣に取り組んでいるかで、差別化すべきではないかと思ったのである。

5月14日、国は39県で緊急事態宣言を解除したが、神奈川県は解除の対象とはならなかった。感染者の数からいっても、やむをえないことと受け入れざるをえなかった。国が解除の基準の一つとして示したのが、人口10万人あたりの直近1週間の新規感染者数が0・5人以下であった。当時、東京、千葉、埼玉はその基準をクリアしていたにもかかわらず、神奈川県が唯一クリアできていないことなどから、生活圏をともにする1都3県は解除の対象外とされてしまった。

しかし、緊急事態宣言解除の日が迫っていることだけは間違いない。その時にどうするべきか、私は決断した。全業種、一斉に休業要請を解除すると。

パチンコ店の努力と「感染防止対策取組書」

業種別ではなく、お店ごと、事業者ごとに個別に対応するのは容易なことではないが、一店一店が感染防止対策にどれくらいしっかり取り組んでいるかを〝見える化〟しなければならない。本来ならば、一店一店、県がその対策度合いを確認して、マル適マークのようなものを発行するべきかもしれない。しかし、今は非常時であって、そんなことをやっている余裕はないし、何よりもスピードが求められていた。

さまざまなアイデアが出されたが、どれも決め手に欠けた。何度も繰り返した検討会議の結果、ようやくまとまったのが、「感染防止対策取組書」であった。当時、各業界団体は国からの要請に基づき、各業種別に感染防止対策のガイドラインをまとめつつあった。それを基に、県でホームページ上にチェックシートを作成した。業界がガイドラインを作成していない場合は、県が一般用のガイドラインを作成して対応した。

「スタッフは全員マスクをしている」「入店者には検温をする」「大皿の料理は出さない」など、各店舗は並べられた具体的な項目を一つひとつチェックした上で、「感染防止対策取組書」をプリントアウトする。それを店に掲示することで、利用者はこの店がどういう感染防止策を講じているか、具体に知ることができるという仕掛けであった。

5月25日、遅ればせながら神奈川県も緊急事態宣言が解除された。県はただちに全業種一斉に休業要請解除に踏み切ると同時に、「感染防止対策取組書」の普及に全力をあげた。さまざまな媒体を通しての広報にあたると同時に、県庁職員が県内の飲食店を一店一店訪問し、掲示を呼びかけたのであった。中には、パソコンが使えないという店も

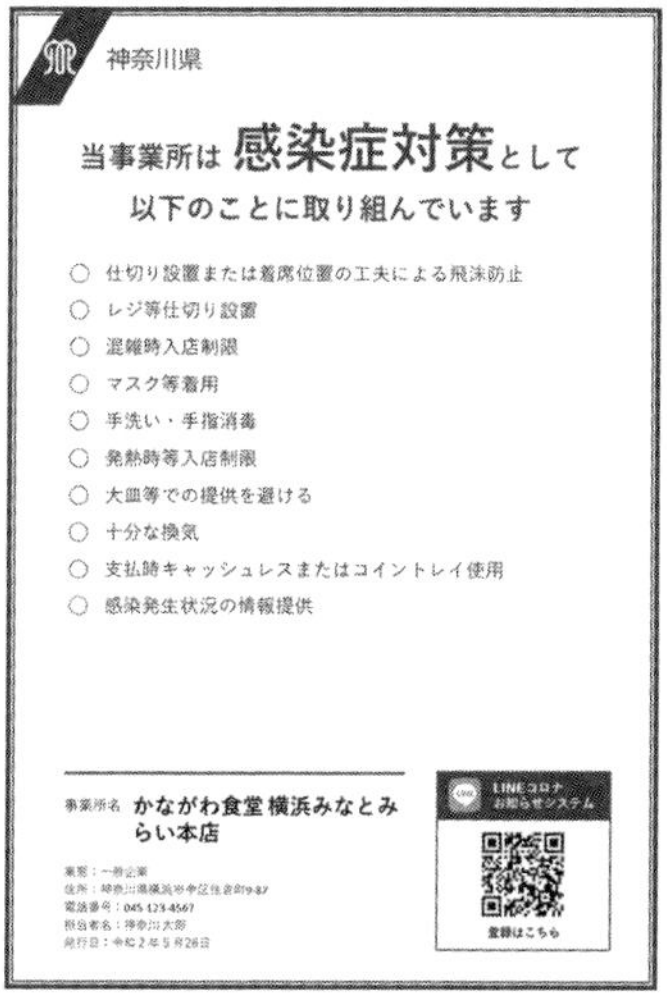

神奈川県

当事業所は**感染症対策**として
以下のことに取り組んでいます

- ○ 仕切り設置または着席位置の工夫による飛沫防止
- ○ レジ等仕切り設置
- ○ 混雑時入店制限
- ○ マスク等着用
- ○ 手洗い・手指消毒
- ○ 発熱時等入店制限
- ○ 大皿等での提供を避ける
- ○ 十分な換気
- ○ 支払時キャッシュレスまたはコイントレイ使用
- ○ 感染発生状況の情報提供

事業所名 かながわ食堂 横浜みなとみらい本店

電話番号：045-123-4567
担当者名：神奈川太郎
発行日：令和2年5月26日

LINEコロナお知らせシステム
登録はこちら

各店舗に掲示された「感染防止対策取組書」

あったが、その場合は職員が自らチェックシートの作成を代行してプリントアウトし、掲示してもらった。

当時は新規感染者数が東京を上回っていたし、解除基準の10万人あたり0・5人以下にも達していなかっただけに、「感染者を十分に抑えきれていないのにオマケで解除させてもらっておきながら、いきなり全業種一斉休業要請解除に踏み切るなんて、何を考えているんだ」と厳しい批判の声も寄せられた。

当初はテレビに出演しても、そういう論調で責め立てられることが多かった。しかし、ある番組への出演がきっかけで一気に流れが変わったように感じた。それは日本テレビの『情報ライブ ミヤネ屋』だった。

宮根誠司キャスターは私の話をじっくり聞いてくれた。私自身もテレビ業界にいたからよくわかるが、ゲストの話を聞くとは言いながら、自分たちのストーリーがまずあってそれを前提に質問していくという番組も少なくない。しかし、宮根キャスターは違った。私の話を聞きながら、彼自身が考えている様子が伝わってきた。そして、「なるほど、そのほうが合理的かもしれませんね」と締めくくったのだった。

ちなみに、別の番組では「東京都のパチンコ店がやっていないのに、神奈川では開いているとなれば、神奈川県のほうに一斉に客が流れてくるんじゃないですか？ すると、神奈川では感染リスクが高まりますよね？ 神奈川県としてはそれでいいんですか？」と、突っ込まれたこともあった。

それは、緊急事態宣言が最初に発出された時に、我々が想定したことでもあっただけに、心配していなかったわけではない。ただ、客がたとえたくさん来たとしても、神奈川のパチンコ店は感染防止対策をしっかりやっているはずだから、感染リスクが高まるような事態にはならないだろうと答えた。しかし、気にはなっていたので、最初の週末の状況がどうだったか、調べてみた。すると、東京からのお客さんが殺到したという事実はなかったと言う。なぜならば、「都内のパチンコ店も開店しているところがたくさんあったから」ということであった。

「ウィズコロナ時代の神奈川モデル」

感染防止と社会経済活動の両立を図るという難しい作業を進めていく上で、この「感染防止対策取組書」の果たした役割は大きかった。我々が四苦八苦して編み出したこの取組は「ウィズコロナ時代の神奈川モデル」と呼んでもいいだろう。東京都はレインボーのステッカーというカタチを取り、他の都道府県でも表示法はそれぞれに違うが、ほぼ同じ内容の取り組みを進めることになった。

我々の取組書の特徴はただ単に、「当店はガイドラインを守っています」という宣言ではなく、実際にどんな感染対策をしているかを具体的に掲示している点にあった。「県はそれを確認しないのか？」ともしばしば聞かれたが、利用者が確認できるようになっているから、万が一、虚偽の表示をしていれば利用者がクレームをつけることは可能である。店は感染防止対策を一生懸命にやり、利用者はその店を選んで利用する、そういった自律的な流れを作り出したのであった。

そして、7月17日、昨今の感染者増加傾向を受けて、「神奈川警戒アラート」を発出した。その際、私は「感染防止対策取組書が掲示されていない店には行かないでください」と県民のみなさんに訴えた。ただ、もともとは「神奈川警戒アラート」発出とともに医療提供体制を新型コロナ体制に戻すとしていたが、それは今回は見送ることにした。感染者は増えてはいたが、軽症・無症状者が多く、ベッドにはまだまだ余裕があったからだ。

あらかじめ、いろいろな方針を打ち出すことは大事だが、事態の推移に合わせて、柔軟に修正していくことも同時に大切だと思う。新型コロナウイルスとの闘いは誰も経験したことのない未知の闘いなのである。一度、打ち出した方針を頑固に守り通そうとすることは危機対応としては賢明ではない。

そんな中で実施された政府の「GO TOトラベル」という観光振興策は、時期が違うのではないか、感染を全国に広げることになるのではないかなど、さまざまな批判の声が上がった。結局、東京都を対象から外し、7月22日から始まったが、これに対して神奈川県としてどういうスタンスを取るべきかについて、県庁内でも議論をした。その結果、感染防止対策を何よりも重視する神奈川の取り組みを徹底するのがベストだという結論に到った。

すなわち、受け入れ側の旅館・ホテルには「感染防止対策取組書」を掲示して、徹底的に感染防止対策を講じていただく。また、旅行する側は県が作成した「感染防止対策サポートブック」をホームページ上からダウンロードするなど参考にしながら、自ら感染しないように用心しつつ静かに旅行を楽しんでもらう。感染防止に対する双方のアプローチを何よりも重視するというスタイルであった。

緊急事態宣言での徹底した外出自粛やさまざまな業種に対する休業要請、これを再び実行すれば、感染者数を抑えられることはわかっている。しかし、あの時のあの苦しさをもう一度体験することはなんとしても避けたいというのは、ほとんどの国民の共通の思いであるだろう。しかも、今また社会経済活動を停止したら、経済は死んでしまうに違いない。飲食店も、観光業も、エンターテインメント業界も消えてなくなってしまうだろう。それでいいわけがない。

新型コロナとの闘いが長期化する中で、我々も学習をしてきた。どうすれば、感染するかもかなり具体的にわかってきた。それは同時に、感染しないためにはどうすればいいかがわかってきたということでもある。

今の我々の知識からすれば、あの緊急事態宣言の時のやり方は過剰だったかもしれない。そこまでしなくとも、飛沫感染しないような新しい生活様式を徹底すれば、感染拡大は防止できるはずである。それを実践するには、「感染防止対策取組書」を軸とする「ウィズコロナ時代の神奈川モデル」しかないと私は思うのである。

7 ウィズコロナ時代を創る天才たち

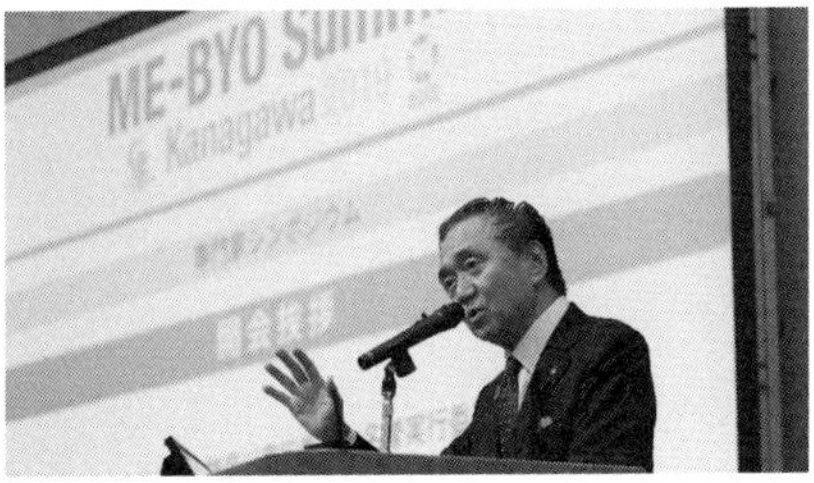

最強ブレーンとの驚きの出会い

外部の優秀な人材を次々と私に紹介してくれた最大の功労者は先述した県の根本昌彦顧問である。その彼との出会いもまた、不思議なものだった。

2011年3月、いきなり神奈川県知事選挙立候補が決まり、急遽、政策をまとめ、公約作りをしていた時のことである。当時、政策作りで中心的役割を果たしてくれたのは、山崎養世氏であった。元ゴールドマン・サックス投信社長で一時、高速道路無料化案の提案者として注目を集めたアイデアマンである。

山崎氏のオフィスに行った際、彼から紹介されたのが根本氏であった。山崎氏のオフィスには、外資系企業出身の優秀な人材が集まっていた。そんな中で山崎氏は根本氏のことを「彼はよくできる。使えるよ」と言って紹介してくれた。

そんな縁で根本氏は選挙戦開始直前から私の選挙事務所に詰めてくれることになっ

た。その時点で彼がどういう背景の人物なのか、どんなキャリアの人なのか、まったく知らなかった（本人はコンサルタントだと言っていた）。

もともと私は他人のことをあれこれ詮索することが好きではなかったし、その人の経歴や肩書よりも、私の眼にどういうふうに映るかを重視していた。しかし、すぐに私は彼の卓越した能力を知ることになったのであった。

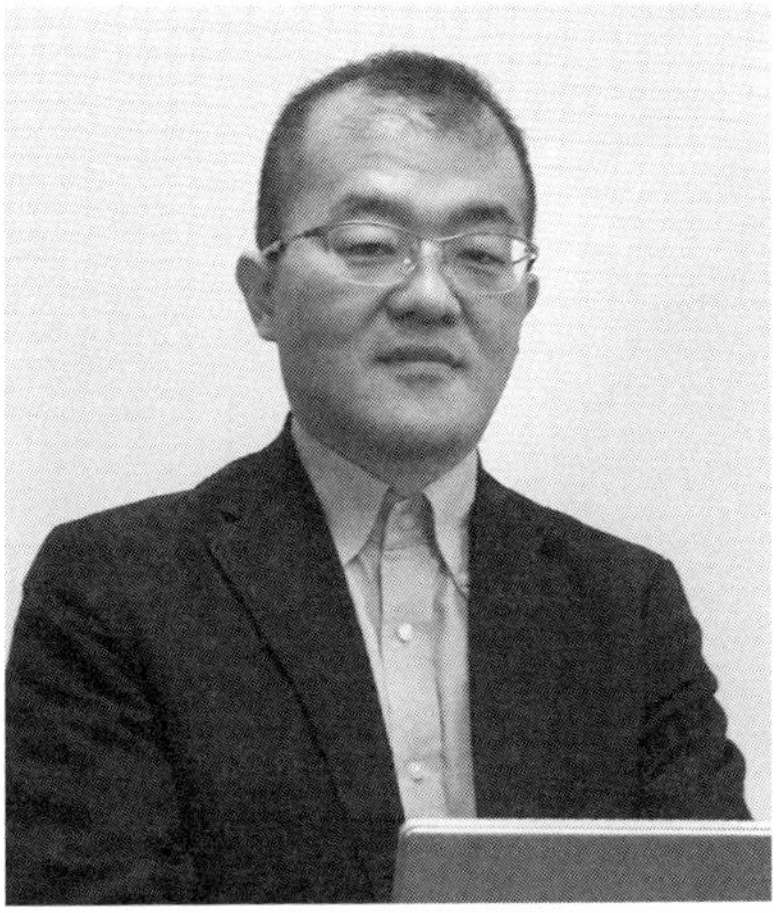
根本昌彦顧問

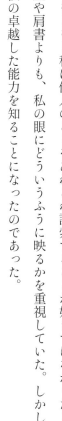

選挙が始まると、さまざまなメディアから政策についてのアンケートが殺到する。これにいちいち答えるのはたいへん労力のいる仕事であった。それを候補者自ら行うというのは不可能である。スタッフが代わりに答えなければならない。しかし、急な立候補であった私にとって、私の考えを十分に理解し、スタッフとしてアンケートに答えうる人

材はいなかった。

ところがそれを成しえたのが根本氏だったのである。彼は私が記者会見やインタビューで語ったこと、公約作りの勉強会で話した内容、私がかつて書いたものなどを徹底的に調べ尽くした上で、私にも直接、質問をぶつけてきた。知り合ってから数週間しか経っていないにもかかわらず、アンケートに対する彼の答えは私自身がビックリするくらい完璧だった。自分で書いたのかと錯覚を起こしてしまうほど、私の思考経路を理解していた。

ある時、彼が自分のことを語るのを聞いて仰天した。

「僕は何年前の晩ごはんに何を食べたか、昼ごはんは何だったかって聞かれたら、全部わかっちゃうんです。記憶が消えないで全部残っているんです」

こういう人の話をかつてテレビで見たことがあった。根本氏はまさに宮田裕章氏と同じ「ギフテッド」、天才と呼ばれる人物だったのである。

後からわかったことだが、根本氏はずっと山崎氏と付き合いがあったのかと思いきや、私と会う数日前にたまたま山崎氏のオフィスに来ただけだったのだという。そんな短い付き合いで根本氏の能力を見抜いて私に推薦した山崎氏も大したものだが、人の縁のつながり方というのは、面白いものだ。

根本氏はそれだけの才能を持っていながら、物腰は柔らかで、気遣いも細やかだった。そこで当選後、私から頼み込んで彼には参与として県庁で働いてもらうことにした。まさに私にとっては最高のブレーンであった。

日本のレオナルド・ダ・ヴィンチか！

根本氏は次から次へとさまざまな分野の優秀な人材を紹介してくれた。そんな中で、特筆すべき人物がいる。根本氏が「彼こそホントの天才です」といって連れてきた東京大学大学院で音声病態分析学を研究している光吉俊二教授である。

存在のユニークさで彼の右に出る者はいないだろう。ツルツル頭で極真空手7段というがっしりした体形。風貌はまったく学者には見えない。サングラスをして繁華街を歩くと、みんな道を開けてくれるという。しかももともと自分は彫刻家だと称する。

初めて会った時、大きな目をクリクリさせながら彼は凄まじいパワーで語り始めた。私はその話に一気に引き込まれた。彼の取り組む音声病態分析学とは人の声に含まれるさまざまな感情や興奮の度合いを測定することによって、ストレスの具合などを把握するという学問であった。

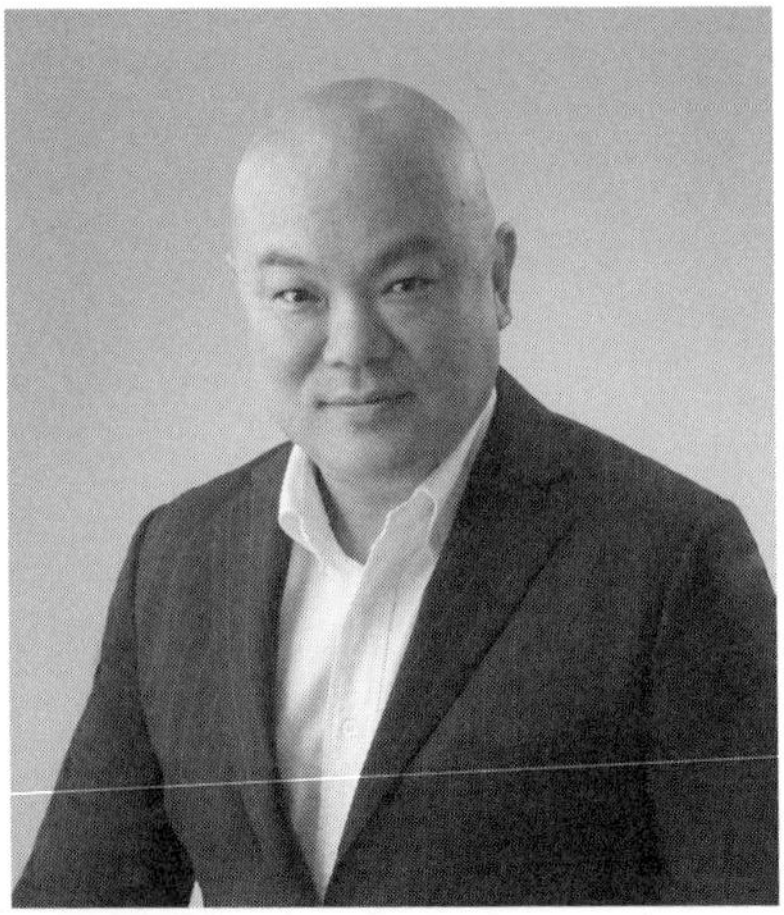

光吉俊二東京大学大学院教授

ふだんは自分の感情をコントロールしながら話をしているが、緊張すると声が思わず上ずったり、驚いた時にはキャアーと絶叫したり、自分の意思ではコントロールできなくなることがある。コントロールされていない声とは、本当の感情が表れているということである。そこに注目して、声に込められた感情を工学的に分析することで、本当の感情を読み取る技術を開発したというのである。

私はその技術を未病の解析に役立てることができないかと思い、未病コンセプトについて説明をした。健康と病気の間のグラデーションのどこにいるか、それを声の分析によってできないかと持ち掛けたのであった。彼は即座に「できるはずです」と答え、さっそく、研究にかかってくれた。そして開発されたのが、「ＭＩＭＯＳＹＳ（ミモシス）」であった。

スマートフォンのアプリに入れ込むことによって、電話で話しているだけで、自動的に声を分析し、心の未病状態がわかるという最先端のテクノロジーであった。元気そうに話していても、実は落ち込んでいるという人もいるが、それが〝見える化〟することの意義は大きい。そこで、優れた未病産業関連のサービス・商品を神奈川県が認定する「未病ブランド」の第１号に選ばれたのであった。

彼と一緒にジュネーブのＷＨＯ（世界保健機関）本部に行ったことがあったが、行きの飛行機の中で彼はずっとタンクトップ姿であった。11月のジュネーブは少し冷え冷えとしていたが、彼はそのままの姿でＷＨＯ本部に行き、私と一緒に職員たちの前で未病コンセプトのプレゼンテーションをしたのである。演者がタンクトップというのはWHOにとっても前代未聞だったに違いない。しかし、「ミモシス」には職員たちから高い関心が寄せられ、質問も相次いだ。

翌日、私はマーガレット・チャン事務局長（当時）と会談し、未病コンセプトについて説明し、すっかり意気投合することができた。そして、神奈川県とWHOは、未病コンセプトを核として超高齢社会を乗り越えるために協働していこうということで、MOU（覚書）を結んだ。さすがに、この時ばかりは、光吉氏に上着だけは着てもらった。

彼は未病コンセプトのグラデーションモデルに心酔したようだった。そして、

「グラデーションモデルで計算するコンピューターを作らなければダメです」

と言い出したのだ。

つまり、「今のコンピューターは0と1の組み合わせで計算をしますが、それはまさに白か赤かという世界であって限界があります。そこで、初めからグラデーションで計算するために、光吉演算子を開発しました」ということであった。

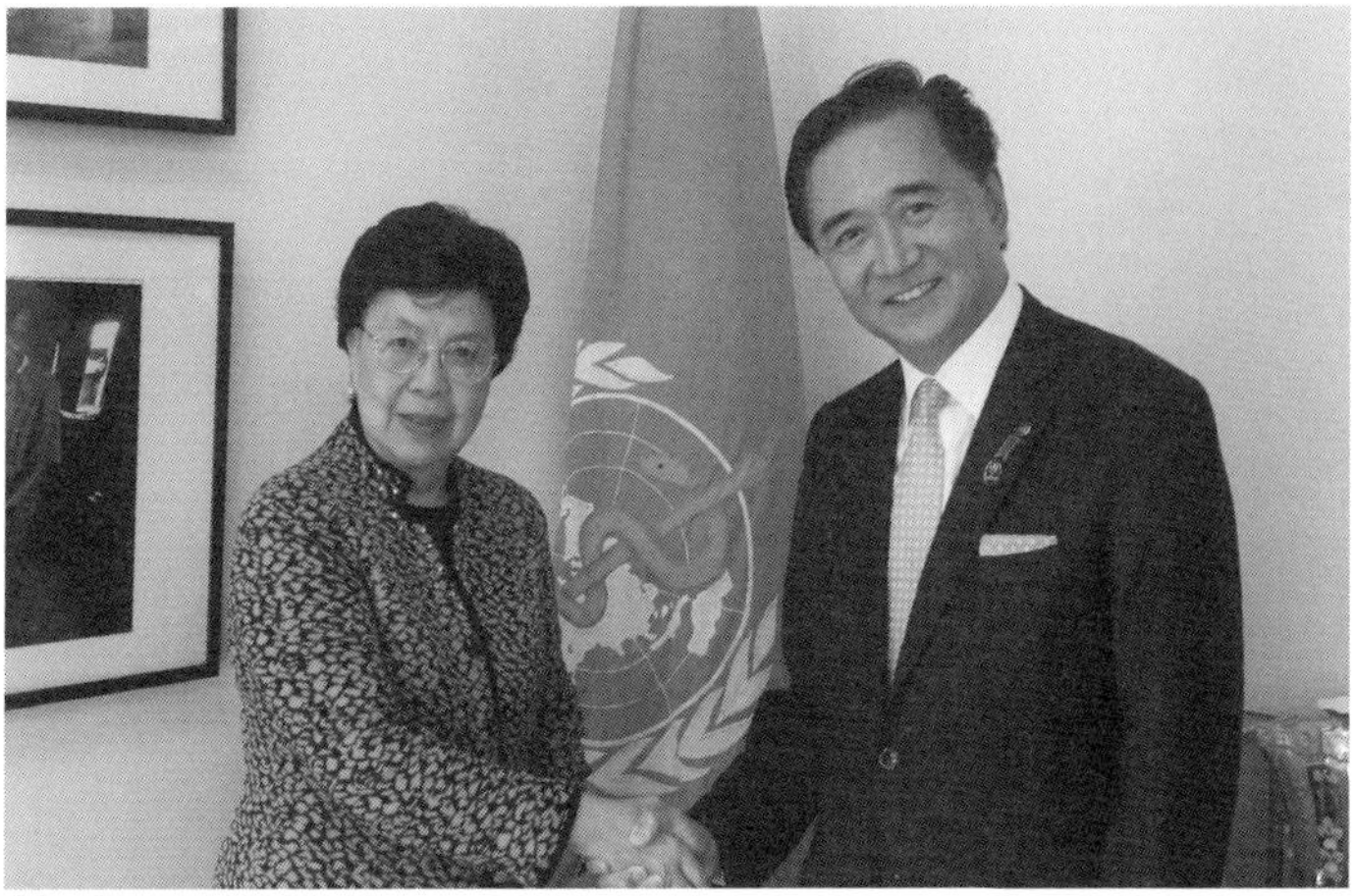

WHOマーガレット・チャン前事務局長（左）

そして彼の強い勧めにより、東京大学の彼の研究室を見に行ったが、部屋に入った瞬間、我が目を疑った。そこは研究室というより町工場だった。天井からは滑車が吊るされ、彼自身が溶接をやっているのである。

「非ノイマン型コンピューターを自分で作ってるんですよ。人に頼んでも、なかなか埒《らち》が明かないので、自分でやったほうが早いと思いましてね。もともと私は彫刻家ですから」

彼は「ミモシス」を製造販売するためにPSTというベンチャー企業を横浜に作ったが、横浜に拠点を置いた理由も明かしてくれた。

「実は、私の話を初めからまともに聞いてくれたのは黒岩知事が初めてでした。いつも変人扱いされるばかりでしたから。しかも未病ブランドの第1号に認定してもらって。それがうれしくて、恩返しのつもりで、神奈川県に税金をいっぱい納められるようにと思い、横浜に本社を立ち上げたんです」

その後、彼自身も神奈川県に転居して8000万円もの住民税も納めてくれたと言う。なんとも義理堅い人物である。芸術家であり、科学者でもありという彼の「ギフテッド」ぶりを見ると、彼こそ日本のレオナルド・ダ・ヴィンチと呼ぶべき人物なのではないかと思うのである。

そして、そんな光吉氏と最強のパートナーを組み、未病ブランドの世界展開に大きな貢献をしているのが、同じ東京大学大学院教授の鄭雄一氏であった。

天才的な2人の学者による新たなロボット像

鄭氏の著書に『東大理系教授が考える　道徳のメカニズム』(ベスト新書)という本がある。「なぜ人を殺してはいけないのか?」と子どもに聞かれたら、何と答えればいいのか?　道徳とは何なのか?　それを理系の考え方で解き明かそうというものである。

人種、民族、宗教、国、性別などが違えば、文化や考え方などもさまざまに異なるが、「人を殺してはいけない」「人のものを盗んではいけない」「人を騙してはいけない」というのは、共通である。しかし、その「人」というのは、実は「生物学的人間一般」をさすのでなく、「仲間の人間」のことを意味すると鄭氏は指摘する。

つまり、「仲間を殺してはいけない」「仲間のものを盗んではいけない」「仲間を騙してはいけない」ということにほかならず、「道徳は仲間同士の内輪の掟」なのだという。

だからこそ、戦争の際に仲間でない敵の人間を殺しても道徳に反するとは感じないのである。

道徳の基本原理は「仲間らしくしなさい」ということだが、人間に共通の掟としてあるのは「仲間に対して危害を加えないこと」であり、個別の掟としてあるのは「仲間と同じように考え、行動すること」である。このように共通の部分と個別に違う部分があれば、数学的アプローチが可能だと鄭氏は主張する。

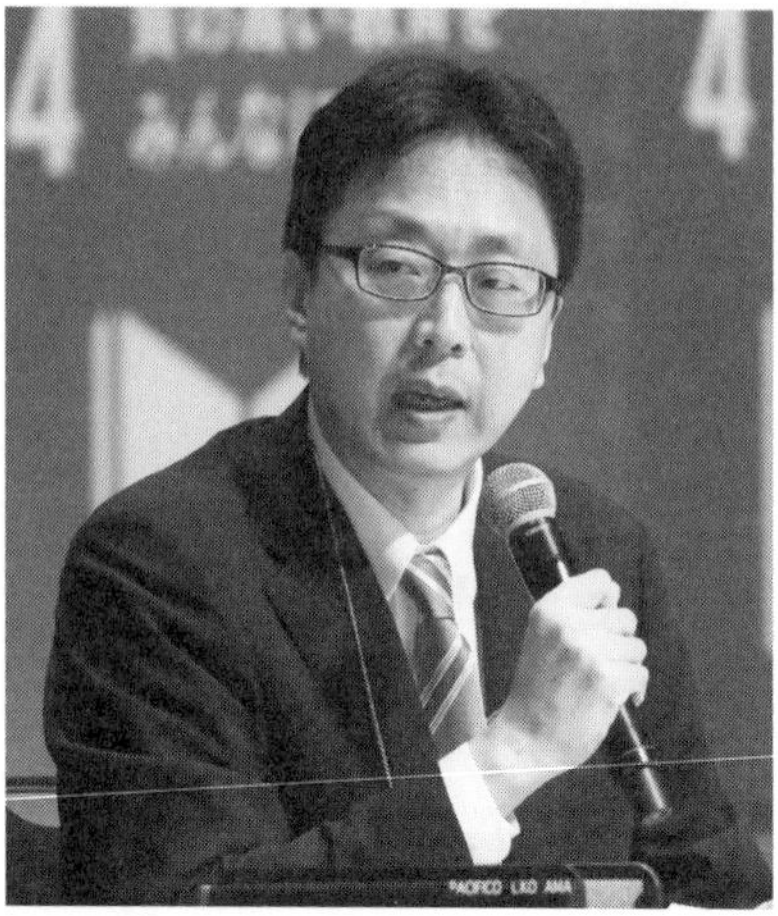

東京大学大学院　鄭雄一教授

それを学問にしたのが「道徳感情数理工学」である。鄭氏のホームページには「ロボットやAIに判断力をもたせる『人工自我』を研究する分野である。その判断規準を明らかにするために、意志（欲動・意欲）や超自我（モラル・道徳）の数理モデルをデザインする」とある。

鄭氏の道徳についての考え方を基に仕組みを作るのが光吉氏の役割である。そして、その実践としてソフトバンクのロボット、「Ｐｅｐｐｅｒ（ペッパー）」に道徳を入れようとしていた。道徳を数学的アプローチによってデータ化し、それをＡＩに反映しようという挑戦である。

つまり、「人を殺せ」と指示されたロボットが「はい、わかりました」とそのまま実行するようであれば恐ろしい。そうではなく、「ご主人様、それはいけません」と言って拒否するロボットを作ろうというのである。

道徳の次元を数値化できるようになれば、ロボットだけでなく、人間そのものも高い道徳を目指すようになるに違いない。その先に戦争のない世界の実現を目指したい、２人の志は高い。

国際展開を目指す「ヘルスイノベーションスクール」開設

鄭氏は未病コンセプトを核とした「ヘルスケア・ニューフロンティア政策」に早くか

ら共感し、支えてくれた。我々は川崎殿町のキングスカイフロントに未病コンセプトの教育機関「ヘルスイノベーションスクール」を作ったが、その際に中心的役割を果たしたのが鄭氏だった。東京大学大学院教授のまま、研究科長を務め、未病コンセプトをアカデミズムの中で育てようと努力を続けている。

そもそも、未病コンセプトを打ち出したとき、教育機関の必要性は感じていたものの、どのようにして作り上げればいいのか、我々はなかなか具体的なイメージを作り切れないでいた。未病コンセプトの教育には何が必要なのか。医学的知識はもちろんのこと、IT、ビッグデータ、環境、経済、金融、コミュニティなど、さまざまな分野を横断的、かつ総合的に俯瞰《ふかん》できて、公衆衛生を基本としながらヘルスケアの分野でイノベーションを起こしていけるような人材を養成するのである。そのために、それぞれの分野のスペシャリストを教員に集める必要があった。しかし、当初はメディカルスクールにするか、大学院にするか、海外の大学との連携大学にするかなど、教育機関の方向性さえ決まらず、議論が空回りしている状況が続いていた。

だが、元参議院議員で当時文部科学大臣補佐官を務めていた鈴木寛氏が議論に加わってから、話はようやく現実味を帯びたものになり始めた。彼は「県が取り組むのだから、県立保健福祉大学につながる大学院にするべき」と主張し、〝メディカルイノベーションスクール〟という名称を提案した。

鈴木氏は、民主党政権時代に文科省副大臣だったが、落選後、自民党の下村博文文科大臣（当時）に請われて補佐官になっていた。しかも、東京大学大学院と慶應義塾大学の両方の教授を同時に務める公私のクロスアポイントメント第1号としても話題を集めた逸材である。そんな彼が乗り出してくれたことで、一気に歯車がかみ合い始めたのだった。

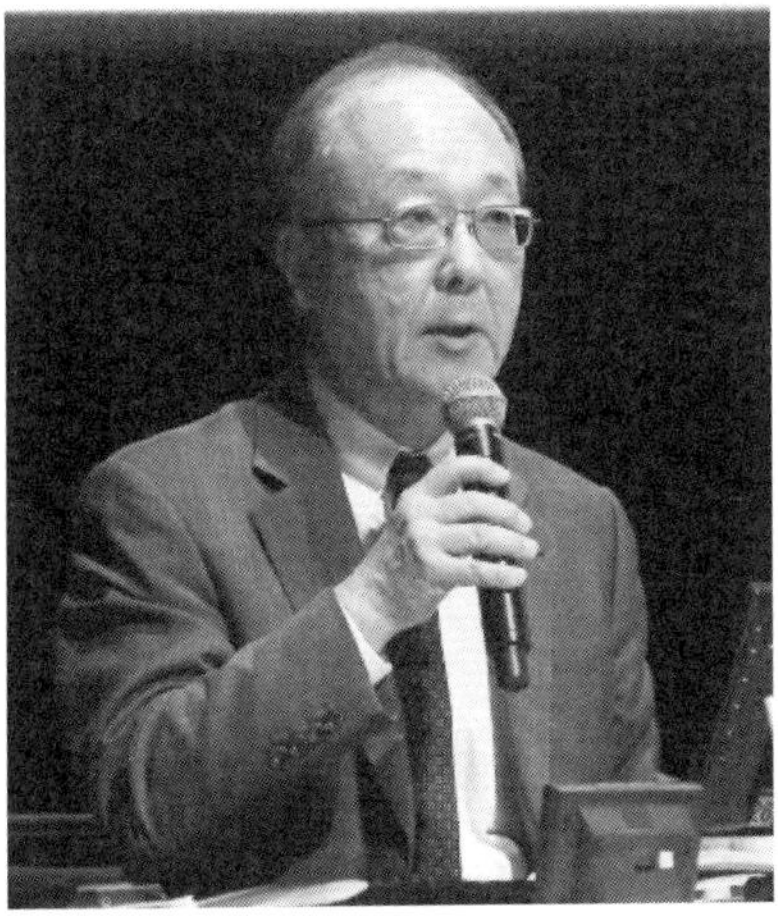
県立保健福祉大学　大谷泰夫理事長

また、元厚労省審議官で内閣官房参与の大谷泰夫氏が神奈川県参与に就任し、この大学院構想に全力投球してくれるようになったことで、俄《にわ》かに現実味を増してきた。大谷氏は政府の健康・医療戦略参与会合の場で私が「未病」について発言しているのを聞いて、「これだ！」と思ったと新聞への寄稿で明らかにしていた。

厚労省の現役時代のもやもやした感じが一気に晴れた気がしたと言うのである。なんでもかんでも国が面倒をみなければいけないのかという思いがずっとあった。しかし、厚労省の立場ではそれに異論を差しはさむことはできなかった。本来は一人ひとりが主体となり、自らの健康状態を自らコントロールしていく流れを作ることが最も大事であり、そうでなければ超高齢社会を乗り切ることはできない。それが未病コンセプトの本質だと見抜いたからこそ、彼は「これだ！」と思ったのであったと言う。

それからの大谷氏は未病コンセプトの強力な推進役となった。厚労省の現役官僚にとってみれば、敬愛する先輩が確信的に未病コンセプトの重要性を訴え始めたのである。無下にするわけにもいかず、賛同を示す官僚が徐々に増えてきたのであった。

大谷氏は自らプロデュースして、読売新聞を巻き込み、未病コンセプトの大キャンペーンを展開した。第1回目として、日本医師会の横倉会長（当時）と大谷氏と私の鼎談を中心に「未病を考える」というフォーラムを開催し、それを全面見開きの巨大な記事として掲載した。インパクトは絶大であった。

その流れの中で、大谷氏に県立保健福祉大学の理事長に就任していただくことにした。ただ、彼から投げかけられた課題が二つあった。それは「未病を治す」という表現と、「メディカルイノベーションスクール」という名称への違和感であった。

「『未病』という考え方はすばらしいと思いますが、『治す』という言葉が気になります。せっかく医療とは違う概念を提示していながら、『治す』は医療の言葉です。それと、新しい大学院も『未病』のスペシャリストを養成しようとしているのに、『メディカル』という言葉を使うのはいかがなものでしょうか?」

そもそも未病は中国漢方の言葉であって、原点は『黄帝内経《こうていだいけい》』という漢方の最も古い教科書に書かれた「治未病」であった。「未病を治す」を変えるというのは、容易なことではなかった。しかし、WHOに行ったときにも、「Cure ME-BYO」とスピーチした際に、専門官から「ME-BYOはよくわかったが、Cureには違和感を覚える」と言われたことがあった。

熟慮の結果、我々は未病を白から赤のグラデーションと独自に定義したのであるから、「未病を治す」ではなく、「未病を改善する」に変更することとしたのであった。大谷氏も納得してくれた。

ところがこれには後日談がある。鈴木氏が「治未病」という字を見つめながら、思わず呟いたのだ。

「これは『未病を治す』ではなく、『未病を治める』と読むべきなんじゃないでしょうか？」

これには一本やられたと思った。この言葉を教えてくれた未病医学研究センターの劉影先生に聞いたところ、『黄帝内経』が書かれたのは前漢時代、今から2000年以上も前のことであり、その時代にはいわゆる西洋医学そのものが確立していなかった。だから今で言うところの西洋医学的な意味での病気を治すという発想そのものがなかった。具合が悪くなったら、身体全体の状態をよくしようとした、それが「治未病」であるというのである。

それならば、「未病を治める」と表現するほうがむしろ正解なのだろう。しかし、県の政策として、「未病を治す」を「未病を改善する」にすべて切り替えたばかりであって、それを再び変更するというのはあり得ない話であった。それゆえ、「未病を改善する」で行くことにした。ちなみに、英語では「Management ME-BYO」にすることとした。

そして、「メディカルイノベーションスクール」も確かに大谷氏の言う通りなので、「ヘルスイノベーションスクール」に変更した。このように表記をめぐってさまざまなプロセスを踏んだからこそ、我々が目指すステージのイメージがより明確になってきた。

鄭氏が中核メンバーとして実際の教員集めやカリキュラムの検討を始めてからは、一気に流れができていった。2019年4月、ついに開設にこぎつけたのであった。授業はほとんどすべて英語で、当初から未病コンセプトの国際展開を狙ったものとなった。

ウィズコロナ対策と未病指標「ME-BYO INDEX」

神奈川県は2015年から2年おきに箱根を中心に「未病サミット」という国際会議を開いてきた。毎回、WHOやスタンフォード大学、ハーバード大学など、ヘルスケア分野の世界的な権威が集い、未病（ＭＥ-ＢＹＯ）について、突っ込んだ議論が行われた。鄭氏は当初から中心メンバーとして、議論をリードしてきた。

４章でも少し触れたが、２０１７年の第２回のサミットでは、未病状態を〝見える化〟できないかが課題となった。つまり、健康と病気をグラデーションで結んだときに、自分がどの位置にいるかを指標として示すことができないかということであった。それを具体化するために、県とＷＨＯ、東京大学で共同研究が行われることになった。東京大学側を代表していたのは鄭氏であった。

その結果、２０１９年の３回目のサミットで、「未病指標」(ME-BYO INDEX）が発表された。最もいい健康状態を１００とし、０から１００の中で自分がどの位置にいるか、「生活習慣」「生活機能」「認知技能」「メンタルヘルス・ストレス」の４つの領域を簡単なチェックにより数値化するという仕組みであった。

「生活習慣」では身長と体重、血圧、「生活機能」では日常生活で手足や背骨のことで困難があるかどうか、歩行速度、「認知機能」では記憶テスト、「メンタルヘルス・ストレス」は光吉氏が開発した「ミモシス」などで調べる。チェック項目は本来83項目必要とされたが、わずか15項目に整理された。それらはすべてスマートフォンで簡単にチェックすることが可能で、それぞれの機能ごとに数値化され、総合的な指標が示されるようになっていた。今後、普及が進むにつれ、データの精緻化を目指して、バージョンアップしていくとしているが、まずは使いやすさを重視したのだった。

重要な要素の一つはこれにより未来予測が可能となることである。たとえば未病指標が45と出た人が、不規則な食事や喫煙、過度の飲酒、運動不足などを続けていると、近い将来、30になってしまう。そのことがわかれば、自分で生活習慣を改善しようというきっかけになるはずである。

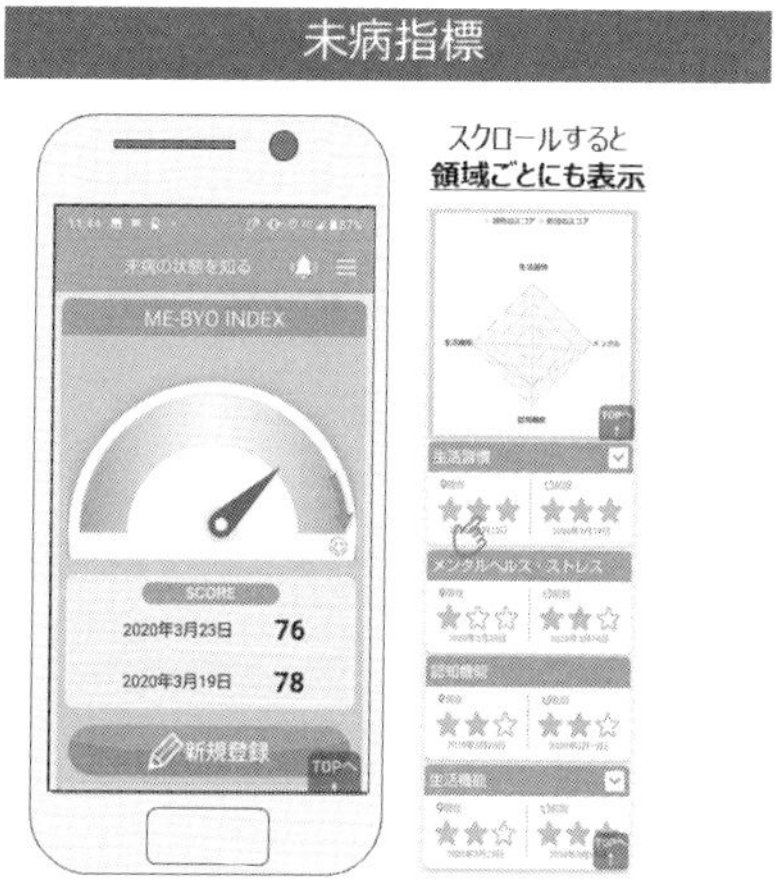

未病状態も“見える化”した

２０２０年3月末からスマートフォンの『マイ未病カルテ』から「未病指標」のページに入り、実際に使えるようになった。800社を超える未病産業研究会の中でも「未病指標」が使えるようになることを待望していた企業がたくさんあったため、本来ならば、一気にさまざまな展開を図る予定であったが、残念ながら、新型コロナウイルスの感染拡大と重なってしまったことから、先延ばしとなってしまっている。

しかし、ウィズコロナの時代からアフターコロナの時代に向けて、この「未病指標」はその重要性を増してくるに違いない。未病コンセプトの最も重要なポイントは、自分事化である。健康は白、病気は赤の「白赤モデル」は病気になったら、医療者に頼るという「依存型モデル」。それに対して、未病の「グラデーションモデル」は自分の健康状態を自分で把握し、自分で改善していこうと自分事化する「自律型モデル」。未病指標はまさにこの自分事化を支える指標となるに違いない。

新型コロナとの闘いの第1ラウンドで、神奈川県がこれまで積み重ねてきたさまざまなものが一気に花開いたと実感しているが、これからの第2ラウンド以降もその流れがさらに加速するだろう。それを支える人材が集結しているからである。

笑いと健康の科学的研究

「コミュニティ再生で笑いあふれる神奈川」というのが、3期目に立候補した時の私のキャッチコピーであった。未病コンセプトにこだわり続けていく中で、私はいつしか「笑い」に注目するようになっていた。NHK朝の連続テレビ小説に『わろてんか』という作品があった。お笑い界の雄、吉本興業の創業者の一代記であった。世の中に「笑い」を広げたいと夢見る主人公が戦争中にすべてを失い、絶望的な思いをする。その時に、彼女が発したセリフが私の胸に刺さった。

「苦しい時こそ笑うんや」

苦しさを紛らわせるチカラが笑いにはあるということだろうか。確かに、笑うことで、嫌な気持ちも吹き飛ぶし、気持ちが前向きになる。未病改善で健康長寿を目指す上で、笑いは大きな武器になるのではないかと思ったのである。

私は鄭氏に話して、これを科学的に立証できないかと持ちかけた。「ヘルスイノベーションスクール」が、県政のシンクタンク機能を果たすことになっていたこともあり、鄭氏は快諾してくれた。

鄭氏はまず笑いと健康状況に関して、これまでどのような研究が行われてきたかをリサーチした。それらを「身体面」「心理面」「社会面」の3つの分野で整理してみた。すると、「身体面」と「心理面」においては研究が進んでおり、笑いが健康状態に効果があると、一定程度エビデンスが確認されているものがいくつかあった。

「身体面」ではガンの痛みを緩和するなどの鎮静・鎮痛効果、血糖値の抑制、「心理面」ではリラックス、ストレス発散、精神バランスの調整やうつ病予防などであった。

また、エビデンスとまでは言えないものの単発の実験では効果が確認できたものとして、「身体面」ではガン細胞の抑制、脳梗塞・心筋梗塞・高血圧の予防、「心理面」では記憶力アップなどがあった。

しかし、「社会面」、特に「社会参加」での研究は進んでいなかった。鄭氏は「社会面」での笑いに関しては、社会参加を促進する「よい笑い」と社会参加を阻害する「悪い笑い」があることに気づいた。笑うことによって笑いが広がっていくような「よい笑い」もあるが、他人を排斥したり、異文化の衝突をあおる「悪い笑い」もある。

そう言えば、悪魔や魔女も笑うし、時代劇の悪徳お代官様も笑う。いじめっ子たちは陰で集まり、笑っている。そういう「悪い笑い」を増やしたいとは誰も思わないだろう。それに対し、初めて会った知らない人であっても、言葉の通じない外国人であっても、何かのきっかけで一緒に笑うことで、一気に距離が縮まるような感覚を覚えたことは誰しもあるのではないだろうか。

笑いは量だけでなく、質が大事だと鄭氏は主張する。そして、鄭氏は『よい笑い』は個人の壁、個人と社会の壁、社会間の壁を壊し、人と人とを融和させ、社会参加を促進する」という仮説を立て、光吉氏と笑いの専門家、「よしもとクリエイティブ・エージェンシー」のミスター都市伝説こと関暁夫氏と共同で調査・検討を始めたのであった。

「ミモシス」を使って声から心の健康度を、日本電気株式会社（NEC）の「画像による人物像分析システム」を使って表情から笑顔度を、ウェアラブル端末を使って心拍から感情を、それぞれ測定することとした。まずはプレ実証として、個人と集団に分けて、笑った前と後でどのような変化が出ているかを調べた。

その結果、個人では有意な結果が得られなかったのに対し、集団では心の健康度と笑顔度が増加（特に女性）し、社会参加の意識が若干、向上するという結果が出た。すなわち、コミュニケーションが笑いの質に影響することがわかったのである。

鄭氏は藤沢市の老人ホームで、あえて老人たちが笑う環境を作りデータ解析を行なった。老人たちが笑う環境とは、「高齢者向けの社会風刺川柳」だった。ロボットの「Pepper」が川柳を読み上げる。するとそれだけで老人たちは声を出して笑うのだそうだ。

すると笑い声に誘われるようにほかの老人たちも集まってくる。笑い声はまた大きくなる。それを20日間ほど繰り返し、データを集積したところ、老人たちのヘルスデータに著しい改善が見られたのであった。実証前後のアンケートを比較すると、事後にはボランティア活動に参加したい、趣味・稽古事にチャレンジしたいなど、社会参加の意識が向上したと言う。

8 最強の “つながりパワー”が結実

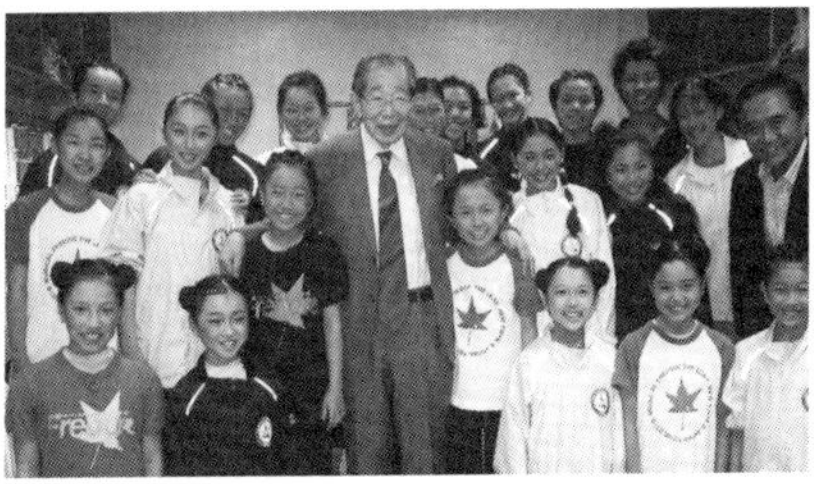

SDGs（持続可能な開発目標）最先進県の自負

コロナ禍により、東京オリンピック・パラリンピックが延期されたが、神奈川県としても予定していた大きなイベントが次々、中止または延期となってしまった。UNDP（国連開発計画）と共同主催する「SDGアクションフェスティバル」はこれまでドイツのボンで開かれていたSDGsの国際ビッグイベントであった。それが初めて横浜で11月に開かれることになっていたが、来年の3月に延期されることになった。

SDGsとは2015年に国連が定めた持続可能な開発目標である。今のままでは地球が持続可能ではなくなるという危機意識からまとめられた国際社会共通の目標だ。「すべての人に健康と福祉を」「質の高い教育をみんなに」「エネルギーをみんなに、そしてクリーンに」など17の目標が掲げられ、17色で彩られたリングが共通のバッジとなっている。

神奈川県は早々とSDGs推進本部を作り、先述の山口健太郎理事をSDGs担当に据えるとともに、博報堂DYホールディングスの川廷昌弘氏を顧問に迎え、県庁挙げて推進に取り組んできた。川廷氏は、日本の中でも数少ないSDGsの専門家だった。湘南に住み、サーフィンをしてから会社に行くというライフスタイルで体感的にSDGsを理解している人だった。

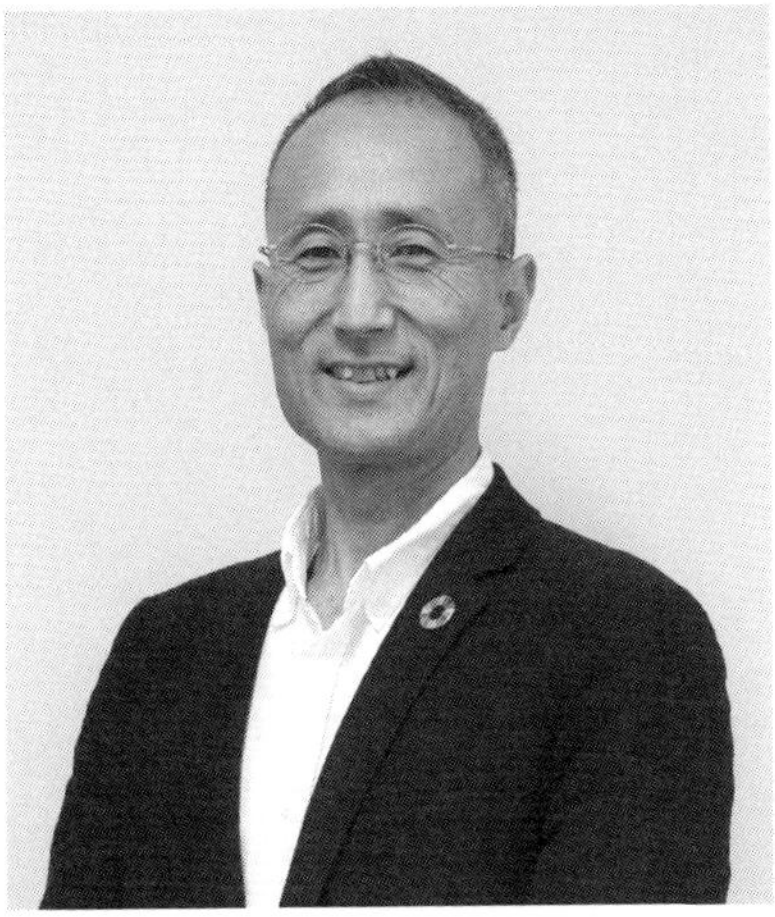
川廷昌弘顧問

ただ我々がSDGsを推進しようとする中で「今一つ、わかりにくい」という言葉をよく聞いた。地球規模の話であって、なんとなくわかる気はするのだが、では自分が何をすればいいかというところになかなかつながらない。自分事化しにくいテーマだった。

そんな中、2018年夏、鎌倉の海岸に巨大なシロナガスクジラの赤ちゃんが打ち上げられた。こんなことは前代未聞である。いったい何事が起きたのかと調べてみると、クジラのお腹の中からプラスティックごみが出てきたのだ。これこそ、クジラからのメッセージだと私は受け止めた。

すなわち、私たちのペットボトルがキチンと処理されず、ごみのまま海にまで流れていってしまったら、溶けて消えてしまうことは決してない。そして、クジラの赤ちゃんのいのちまで奪ってしまうことになりかねない。自分のペットボトルと地球がつながっているんだというこの感覚こそ、SDGsではないのか。そこで、クジラの赤ちゃんが涙を流しているイラストを急遽、制作し、「神奈川プラごみゼロ宣言」を行った。

こういった取り組みが政府からも認められ、神奈川県は第1期の「SDGs未来都市」と「自治体SDGsモデル事業」の両方に選ばれた唯一の都道府県となった。

それならば神奈川県がSDGs最先進県として、日本のSDGsの流れを先導しようと、2019年1月、「SDGs全国フォーラム」を主催した。片山さつき内閣府特命担当大臣（当時）、阿部俊子外務副大臣（当時）をはじめ、徳島県の飯泉嘉門知事、静岡県浜松市の鈴木康友市長、鎌倉市の松尾崇市長ら自治体首長、国連広報センターの根

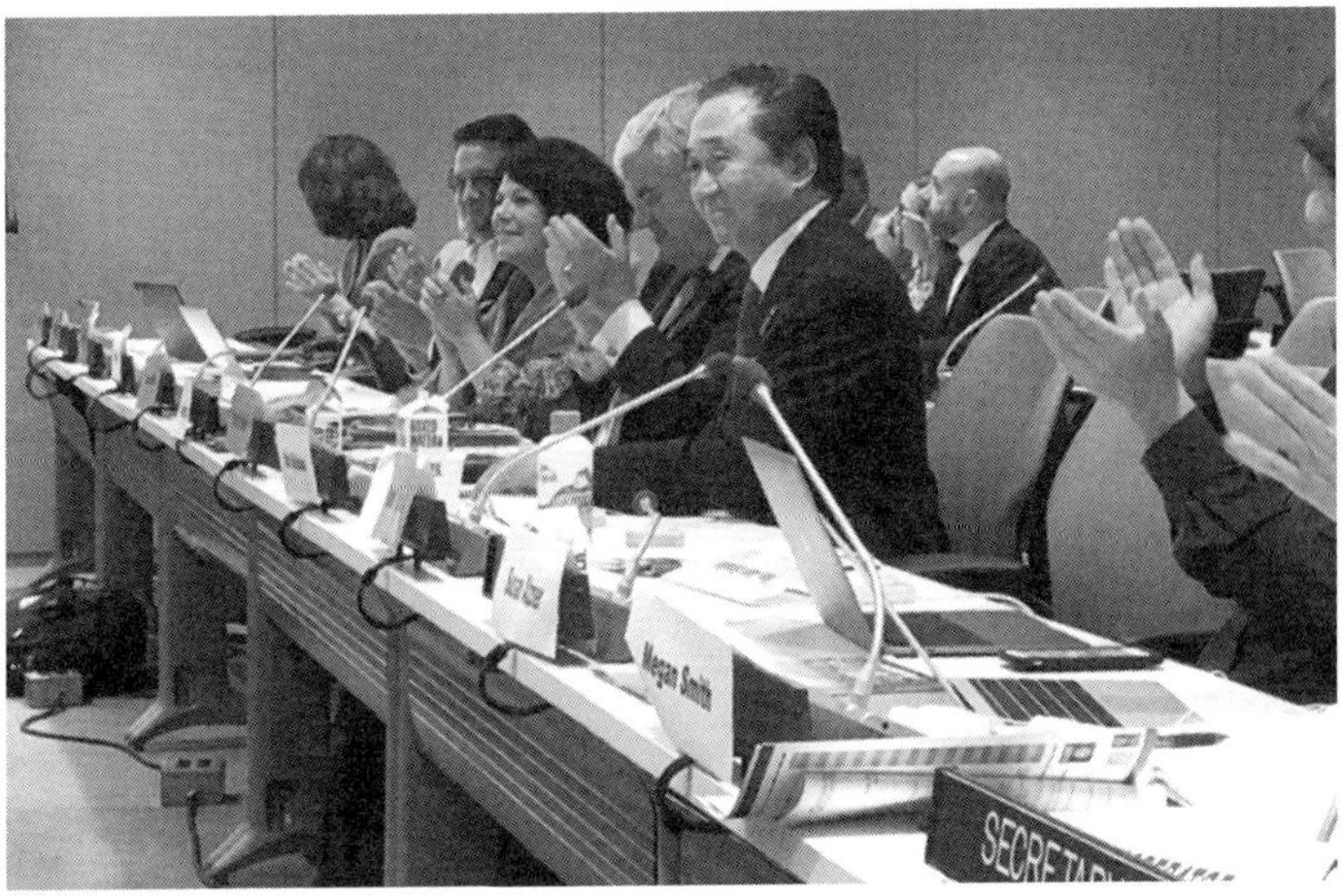

国連本部でのハイレベル政治フォーラムに出席

本かおる所長、キャスターの国谷裕子氏ら、すばらしいメンバーが横浜に集まってのフォーラムとなった。

これはＳＤＧｓに関して、全国の自治体が横につながっての初めてのイベントだった。そこで、「ＳＤＧｓ日本モデル宣言」を発して２００を超える自治体の賛同を集めたのであった。

本来は国レベルで行うようなイベントを神奈川県独自で主催するなど、ＳＤＧｓについての積極的活動が国連からも高く評価され、２０１９年７月、ニューヨークの国連本部での「ＳＤＧｓハイレベル政治フォーラム」に招かれて、そのメインイベントである「ローカル2030」で発表する機会を得た。そこで私は未病コンセプトを紹介し、食・運動・社会参加で未病改善に取り組むアプローチと、最先端の医療やテクノロジーを融合させる「ヘルスケア・ニューフロンティア政策」こそ、SDGsそのものだとアピールした。

そして、スピーチを「みんなでSDGsを実現するために『ミッション！ パッション！ アクション！』で行こう！」と締めくくったところ、期せずして会場から大きな拍手をいただいたのであった。

「いのち輝く」は「Vibrant INOCHI」で

その翌日、私はUNDP（国連開発計画）のアヒム・シュタイナー総裁と会談した。それは翌月に横浜で開かれるアフリカ開発会議の場で、私と総裁のトークセッションがあるので、事前のご挨拶というのが、会談の趣旨だった。冒頭、総裁はこう切り出した。

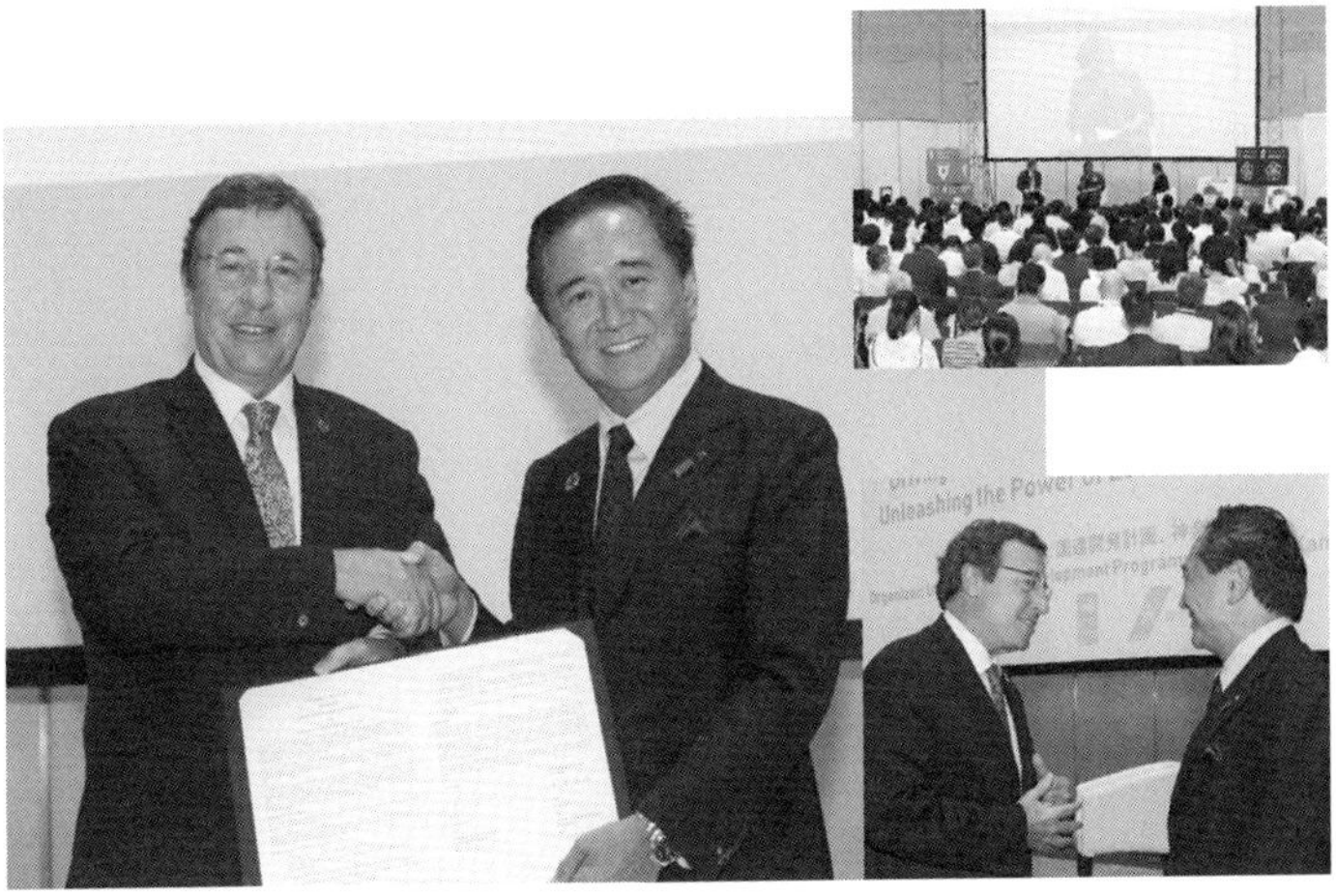

国連開発計画アヒム・シュタイナー総裁と会談

「昨日のフォーラム、たいへん盛り上がったそうですね」

情報があっという間に国連関係者の中で回っているようだった。彼は語り始めた。

「SDGsへの資金の流れをいかに作るかが私の最大の課題なんです。SDGsを測る指標のようなものがあればいいんですけどね」

その言葉を聞いた瞬間、私は閃いた。それこそ「未病指標」ではないのかと。ということで、私は昨日のスピーチのエッセンスをスライドのファイルを使いながら説明し始めた。

「未病コンセプトこそＳＤＧｓそのものであり、健康と病気の間のグラデーションのどの部分にいるかを数値化する『未病指標』をＷＨＯと東京大学で開発中です。これこそ、ＳＤＧｓの指標として使えるのではないでしょうか」

シュタイナー総裁は私の話に真剣に耳を傾けていたが、そこで身を乗り出すように話し始めた。

「今、ＵＮＤＰで報告書をまとめているところなので、その『未病指標』の情報を入れられないでしょうか」

ただ、その時点で「未病指標」はまだ完成しておらず、発表まで半年以上かかることになっていたため、そのリクエストには応えられなかった。ただ、彼が未病というコンセプトにたいへん興味を持ったことだけは間違いなかった。

事前に総裁は議論好きで、特に哲学的な話、本質に迫るような話が大好きなのだと聞いていた。そこで、話が弾んできた勢いで、私は「Ｖｉｂｒａｎｔ ＩＮＯＣＨＩ」の話を始めた。「Ｖｉｂｒａｎｔ ＩＮＯＣＨＩ（ヴァイブラント　イノチ）」とは「いのち輝く」の英語訳である。

これまでずっと「いのち輝く」を「Ｌｉｆｅ ｉｓ ｓｐａｒｋｌｉｎｇ」と訳していた。いつもネイティブチェックを受けていたが、問題視されたことはなかった。しかし、私の中ではどうもすっきりしていなかった。「いのち」は本当に「Ｌｉｆｅ」でいいのだろうか？

私は「命」でなく「いのち」だと日本語でもこだわってきた。それは漢字の「命」が運命、天命、宿命、命令などに使われているように重く、固く、厳しいイメージなのに対し、ひらがなで書いた「いのち」は優しく、温かく、柔らかな感じがするからだ。私がイメージするのは「命輝く」ではなく、「いのち輝く」なのである。

それをある外交官に話していたら、「Ｌｉｆｅ ｉｓ ｓｐａｒｋｌｉｎｇ」って花火みたいですねと言われた。確かに言われてみればそうだ。「Ｓｐａｒｋｌｉｎｇ」も「輝く」ではあるが、花火のようにパッと輝いてパッと散っていくというイメージだ。私はこれまで海外ではずっとこの表現を使っていたが、もしかしたら、「人生パッと咲いてパッと散っていこうよ」といったメッセージを出していたのかもしれないと思うと、恥ずかしさでいっぱいになった。

そこで、今回の訪米を機に、訳を変えることにした。輝くはさまざまな人に相談した上で、「Vibrant」にした。そして「いのち」については「INOCHI」にすることにした。日本語のひらがなの「いのち」は、日本語でしか伝えられない言葉だと確信するに到ったからである。

ただ、いきなり外国人に「INOCHI」と言ってもわかるはずもない。そこで、イメージの絵を描くことにした。ヘルスケア・ニューフロンティア政策の国際展開を当初から中心メンバーとして担当してきた大木健一国際戦略担当部長に依頼した。

「INOCHI」は普通は「Life」と訳すが、もっといろいろなイメージを含んだ言葉だということで、他の英語を組み合わせて表現することにした。当初は「Soul（魂）」「Spiritual（スピリチュアル）」などの言葉を使おうとした。しかし、アメリカ・メリーランド州に駐在経験もある大木部長がそれはまた違う意味として勘違いされそうだと言うので、やめることにした。結局、最終的に選んだのは次の言葉であった。「Well being（いい感じ）」「Purpose in life（生きがい）」「Full of laughter（笑いあふれる）」「Positive spirit（前向き）」

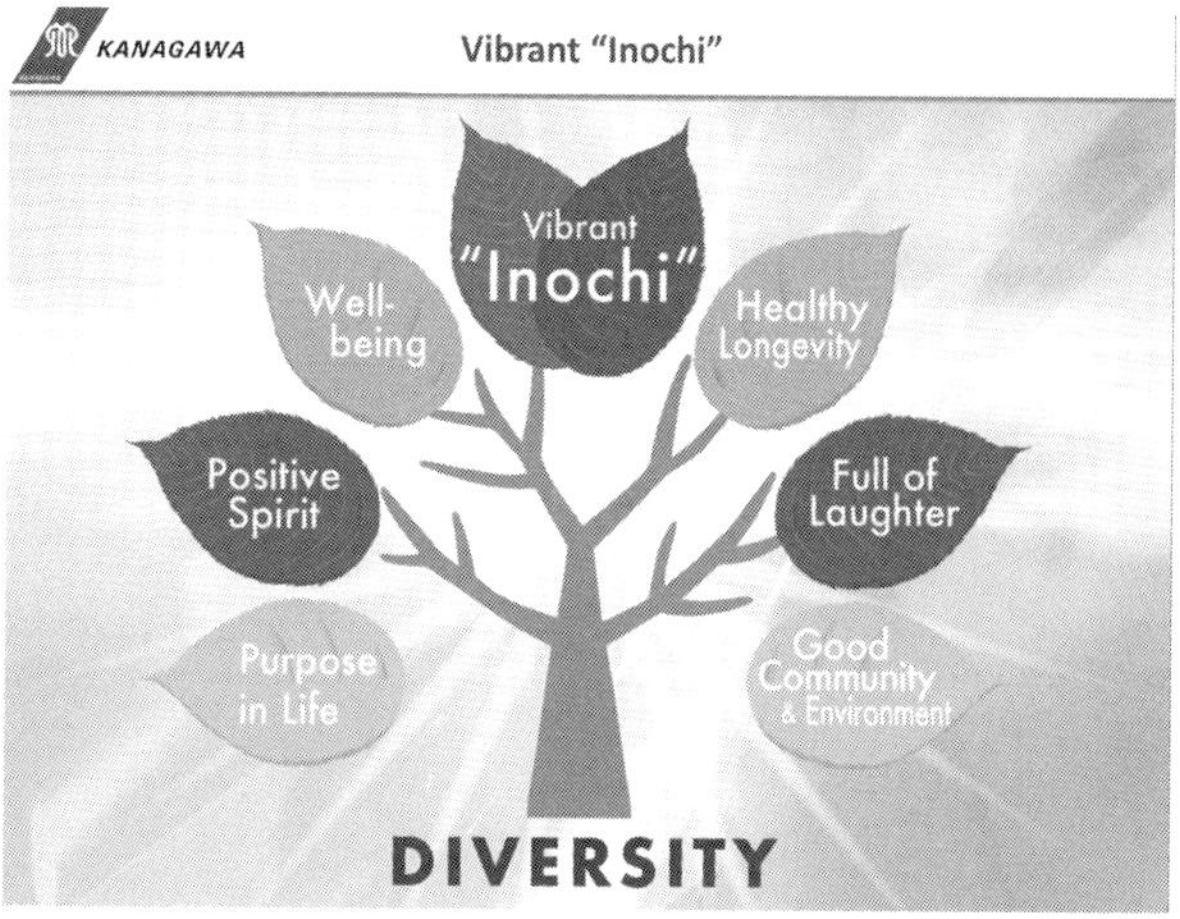

“いのち輝く”社会が最終ゴール

「Healthy Longevity（健康長寿）」「Good Community and Environment（いいコミュニティと環境）」そして、大きな木を描いて、葉っぱの上にそれらの言葉を載せた。その木の根っこには「Diversity（多様性）」があり、木の背後から光が当たっている、そんな絵だった。

訪米直前のギリギリまで何度も何度もやり直し、一時は諦めかけたが、最後の最後、なんとかゴールにたどり着いた〝作品〟だった。国連でのスピーチでは使わなかったが、あえて、シュタイナー総裁の前で、この絵を示しながら解説した。

「私たちのゴール、SDGsのゴールは何でしょうか？　死なない社会を作ることは不可能です。病気がない社会を作ることも不可能です。私たちは誰一人残さず、Vibrant INOCHI（いのち輝く）の社会を作ることを最終ゴールとしています」

この言葉はシュタイナー総裁のハートを射抜いたように感じた。彼は大きく頷きながら、共感の意を示し、私たちはこれから一緒に連携していこうと固く握手を交わしたのだった。もともと10分だけの挨拶の予定が40分間、じっくり話し合う場となったのである。

私も想定外の展開に驚いたが、同席したUNDPの日本人スタッフも感嘆していた。

「初対面で、しかもあんなに短い時間で、総裁とすっかり意気投合されていて驚きました。お互い相性がいいって感じでしたね」

それは私の実感と同じであった。それならば、いっそのこと、UNDPとMOU（覚書）を結ぶなんてことはできないだろうか、そんな突拍子もないアイデアが浮かんだ。

神奈川県はWHOとも覚書を結んでいるのだから、絶対に無理ということでもないのではないか。そこでダメもとで当たってみた。

結果的に、神奈川県はUNDPとSOI（連携趣意書）を交わすことになったのである。UNDPが日本の自治体とSOIを結ぶのは初めてのことだった。SOIには「ME-BYO INDEX（未病指標）」と「Vibrant INOCHI（いのち輝く）」の言葉が明記された。

8月、横浜でのアフリカ開発会議の時に来日したシュタイナー総裁と再会し、二人でSOIを交換した。MOUではなかったが、SOIでもMOUでも我々にとっては大きな違いはない。連携していくことを正式な文書で交換することの意義は大きかった。

ちなみにその際、取材した県政担当記者からは、「お二人は長年のお知り合いだったんですか？　あまりに親しげに話されていたものですから」と言われた。やはり相性がよかったに違いない。

そして、このSOIに基づいて、「SDGsアクションフェスティバル」が横浜で開かれることになったのであった。2025年開催予定の大阪万博のテーマは「いのち輝く未来社会のデザイン」となっている。日本発のコンセプトとして、「Ｖｉｂｒａｎｔ ＩＮＯＣＨＩ」を世界に発信していきたい。

「いのち輝く」ためになすべきこと

神奈川県がＳＤＧｓ最先進県として認定されたことで、これまで取り組んできたさまざまな政策が国際的な展開になっていった。これは担当に任命した山口理事のチカラによるところが大であった。

昨年の国連の会議で私はＳＤＧｓを未病コンセプトと関連づけてスピーチしたが、今年の国連のＷＥＢ会議ではあえてＳＤＧｓを「Vibrant INOCHI」の視点から語った。私はＳＤＧｓという言葉の意味を初めて聞いた時に、これは「いのち輝く」と同じではないかと感じたが、その思いを率直に語った。

２０１１年３月、私が初めて知事選に立候補した際、私自身、当初は「医療体制の充実」などという言葉を使ったほうがわかりやすいかなとも思っていた。しかし、その言葉ではどうしても自分の本当の思いが伝わらない気がしてならなかった。私はむしろ「医療が充実していればそれでいいのか？」という思いのほうが強かったのだ。やはり、「いのち輝く」という言葉以外で私の思いを表現することは不可能だった。

「いのち輝く」ために何が必要なのか？　医療が充実することはとても大事ではあるけれど、それだけでは「いのち」は輝かない。豊かで安全な「食」が確保できなければ、キレイな空気や水など「環境」がよくなければ、クリーンで不足なく供給される「エネルギー」が確保されていなければなど、さまざまな政策課題が全部つながって解決に向かっていかなければ、「いのち」は輝かない。

しかし、国レベルではそれぞれを担当する役所が違う。そのためにどうしてもいわゆる縦割り行政の弊害に陥りがちである。たとえば「医療」と「環境」の問題を融合させて取り組むという発想を国に求めるのはなかなか難しい。

地方自治体に縦割り行政的な部分がないとは言わないが、国よりははるかに乗り越えやすい。国が国会議員の中から総理が選ばれる議院内閣制であるのに対し、地方自治体は首長と議会は別々に選ばれる二元代表制であるからだ。総理は内閣を組織し、その先に官僚組織がつながっているが、自治体の首長の場合、内閣はなく、行政組織のトップとして人事権まで握って県庁全体をリードする立場にある。しかも、県庁は人事異動でさまざまな部署を経験する職員が多いことから、自分の所属する部局へのこだわりは国と比べればはるかに弱い。

そこで常日頃から私は、自分の所属からの発想にとらわれるのではなく、部局横断的に仕事をするよう県庁職員に対し、強く求めていた。そんな中で、国連がＳＤＧｓと言い始めた。２０３０年までの持続可能な開発目標17を見るにつけ、驚くほど「いのち輝く」と同じ発想だと感じたのである。

そして、これまで「いのち輝く」として進めてきたすべての政策課題をいったん棚卸しして、ＳＤＧｓという言葉に置き換えてみる作業を始めた。組織的体制を整え、内部外部の人材を登用し、職員向けの勉強会を開催して、全庁的に取り組んだ。もともと神奈川県にはベースがあったから、ＳＤＧｓへの取り組みは他に比べて圧倒的に早かった。それゆえに、第1号のＳＤＧｓ最先進県として認定されるに到ったのであった。

なぜ「いのち」にこだわるのか

そもそも私はなぜに「いのち」という言葉にそんなにこだわってきたのか？　それはいつからだったのか？　それは自分でも今一つはっきりとしない。ある特別に大きな出来事があって、それがきっかけになったというわけではない。これまで体験してきたありとあらゆることがたまたまつながって、一つの言葉に収束してきたように思えて、その言葉は何だと考えると、それが「いのち」だった、というような感じである。

私が最初に「いのち」の問題に向き合ったのは、1989年から2年間にわたって、フジテレビの夕方のニュース番組『FNNスーパータイム』のキャスターとして展開した救急医療キャンペーンである。「日本の救急車の中には医療がない。そのために助かるはずのいのちが病院到着前に亡くなっている。その現実を変えるべきだ」と主張する、「日本にも医療行為のできる救急隊を実現しよう」と延べ放送回数100回を超えたキャンペーン報道だった。ただ、その時点で、私の中に特に「いのち」という言葉はなかった。

キャンペーン報道の中で、アメリカの救命の医療行為のできる救急隊、パラメディックを取材した際、「パラメディックの原点はベトナム戦争の衛生兵だった」とリポートした。戦場で傷ついた兵士の下へ、ヘリコプターで衛生兵が降下し、軍医と無線交信をしながら、多くのいのちを救ったという。ベトナム戦争終戦後、その経験をアメリカ本土で活かしたのが、パラメディックであった。

その時、私の中に疑問が浮かんだ。それは「日本の自衛隊に衛生兵のような人はいるのか」ということであった。それがきっかけで、札幌の自衛隊の准看護師養成学校で行われていた衛生科隊員の養成教育の現場をリポートすることになった。

その取材で私はさまざまな発見をしたが、自衛隊が自前の准看護学院を持っていることも、その一つであった。しかし、よく考えてみると、防衛医科大学校もあるわけだから、医師の養成も自前でやっていることになる。自衛隊というのは自己完結組織になっていて、医療に関してもありとあらゆる専門家を擁している。つまり、自衛隊は医療集団としての側面も持ち合わせているということである。

自衛隊における医療部隊のことを後方支援部隊と称する。つまり、前面に出て闘う戦闘部隊を後方から支える部隊である。第2次世界大戦後、日本は戦争のない平和な日々を過ごすことができた。そのため、自衛隊は実際の戦闘経験はなく、有事に備えてひたすら訓練を重ねてきた。そのおかげで我々は平和を謳歌できている。それは素晴らしいことだが、後方支援部隊も同じように訓練だけをやっていることに私は強い違和感を覚えた。なぜなら、彼らは本物の医療集団だからである。

大地震や台風などの大規模災害の折に、自衛隊医療は実際に活用できるのではないだろうか。自衛隊の機動力と合体させれば、どこよりも早く、他では行けないようなところにも入り、医療を現場から開始できるのではないかと考えた。そこでキャンペーン報道の一環としてテレビリポートを行っただけでなく、『中央公論』（1991年3月号）に「知られざる自衛隊医療の実力」という文章を寄稿した。

当時の北部方面総監の志方俊之氏は私の文章に共感し、ただちに自衛隊医療の大デモンストレーションを企画した。それが1991年8月、北海道千歳の演習場で行われた緊急医療支援訓練「ビッグレスキュー」である。災害救助の一環ではあるが、後方支援部隊である医療チームをあえて前面に出すというまさに逆転の発想であった。

もちろんその様子をテレビリポートしたことは言うまでもないが、『中央公論』（1992年10月号）に続編として「自衛隊医療は海外で本当に大丈夫か」も書いた。ほとんどの自衛隊病院が一般に開放されていないことから、自衛隊の医療従事者は実際の患者の治療をする臨床経験が圧倒的に不足していた。そんな中で、海外の災害医療に自衛隊をという議論が出ていたことに警鐘を鳴らしたものであった。

さらに1994年1月号の『中央公論』に「自衛隊医療は奥尻島でどう活かされたか」を寄稿した。奥尻島の大津波で被害が出た時、現地入りが地震発生から8時間後になった。その原因は当時のヘリコプターが夜間飛行に必要な装備になっていなかったことであった。

このように私は自衛隊医療の活用を訴え続けたが、ビッグレスキューはその後、全国に広がらなかった。当時は革新自治体が多く、自衛隊が前面に出てくることへの抵抗感は根強いものがあった。唯一、ビッグレスキューを実施したのは東京都の石原慎太郎知事（当時）だった。しかし、装甲車が銀座を走り、そこに乗って石原知事が敬礼をする姿が大きく報道されたことから、その趣旨は大きく誤解されてしまった。

1995年の阪神・淡路大震災の際、「なぜ自衛隊のヘリは飛ばなかったか」と自衛隊を批判する向きもあったが、地元自治体はビッグレスキューを断っていたのだから、その批判はお門違いであった。

そんな私が神奈川県知事に就任して本物のビッグレスキューを県独自で実施することにしたのであった。もともとは自衛隊の訓練であったが、神奈川県ではそれを拡大し、自衛隊だけでなく、警察、消防、海上保安庁、日本赤十字社、神奈川DMAT、医療機関、民間団体など、100を超える団体が参加しての文字通りのビッグレスキューとした。さらには在日米陸海空軍の医療チームも参加して、日本の医療チームと渾然一体となって訓練をしているが、米軍の司令官も「見たことのない光景だ」といつも感心していた。

そして毎年、視察に行った私を案内して解説してくれていたのが、神奈川DMAT代表の阿南氏だったのである。

生物・化学テロの脅威と備え

阿南氏は災害・救急医療の専門家であるが、NBC（核・生物兵器・化学兵器）テロ対策の専門家でもある。この分野も私のテーマと重なるところが大きい。

私は1997年、ワシントンDCのフジテレビ支局に赴任した。その際に集中的に取材したのが、バイオテロだった。当時、ワシントンDCの中でバイオテロをテーマとするフォーラムやセミナーが毎週どこかで開かれていた。私は特派員といっても、特に日常の報道業務に携わっていなかったので、自分の関心事の取材に集中することができたのだった。救急医療の取材を続けてきた私にとって、バイオテロというのは大いに引かれるテーマだった。

そこで、とりあえず行ける範囲のすべての会場に足を運んでみた。どの会場にも日本人はいなかったが、驚くことにすべての議論は日本の話から入るのである。それは2年前に東京で起きた地下鉄サリン事件のせいだった。

「地下鉄サリン事件はバイオ・ケミカルテロのウェークアップコール（目覚まし時計）だった。これからは新しい戦争の時代に入る」

地下鉄サリン事件というのは、オウム真理教というカルト集団が化学兵器のサリンを自ら製造し、平時の首都の地下鉄で散撒《ばらま》いて、大量殺りくを行ったテロである。この事件は、私がキャスターをしていた『報道2001』でも何度も取り上げたため特に印象深いが、私を含め、日本人の中では「オウム事件」というイメージが圧倒的であった。だからこそ、オウム真理教に捜査のメスが入り、教祖の松本智津夫が逮捕されたことで、一件落着したという受け止め方が大勢を占めていた。

しかし、アメリカではこの事件をバイオ・ケミカルテロの新たな脅威と見ていた。つまり、オウム真理教でなくても、他のカルト集団、極端な原理主義集団、独裁国家でも起こす可能性がある。それどころか、個人が自分の部屋でウイルスを培養し、それをテロに使うことだってありえないことではない。

つまり、これまでの安全保障は国同士がミサイルや軍艦、兵器などの数を管理することで抑止を図ることが可能であった。しかし、これからは国の安全保障上の重大な脅威となりうるのは、生物・化学兵器をどこかで密かに作り、勝手にばらまき、大量殺りくを起こす小さなテロ集団やテロリストである。こういった非対称の脅威をいかに封じ込めるかについて、真剣な議論が行われていたのである。

これは起きるかどうかという問題でなく、いつ起きるかという問題である。未然に完全に防ぐことは不可能である。だから起きることを前提にその被害を最小限に抑えるための準備をしておこう。それがワシントンDCでの議論の流れであった。

アメリカがこれほどの危機意識を持って、日本の事件を見ているのに、当事者であった日本はこれでいいのか。当時も北朝鮮の核・ミサイル開発の問題が指摘されていたが、いざとなったら、北朝鮮が生物・化学兵器を使って日本を大混乱に陥れる可能性も十分に考えられるだろう。現に2017年2月、金正恩委員長の兄の金正男氏がVXガスで暗殺されたが、これこそ化学テロそのものであった。そういう意味で、日本こそ準備を始めるべきではないかという思いを込めて「生物・化学テロ　緊急対策を急げ」という文章を『文藝春秋』(1999年5月号)に寄稿した。

日本でも生物・化学テロを想定した国民保護共同実働訓練が行われるようになったのは2005年からのことであった。神奈川県でもラグビーワールドカップやオリンピックを想定して、実際のスタジアムを使っての訓練をしてきたが、県内では今や、警察・消防・自衛隊それぞれにおいて防護服など装備もかなり充実してきている。

コロナ禍と酷似するバイオテロ

ワシントンD.C.の赴任を終えて帰国する直前、ボストンでバイオテロのシミュレーションを取材した。それは今回のコロナ禍と酷似する点がたくさんあった。

サリンのような化学テロを想定した訓練とウイルスなどのバイオテロを想定した訓練は全く違う。地下鉄サリン事件がそうであったように、有害物質が撒かれた時にはただちに異変が生じるから、テロが起きたことはすぐにわかる。しかし、バイオテロの場合はウイルスが撒かれてもその場でいきなり急変はしないため、テロなのかどうかさえ判定できないことが多い。現に今回のコロナ禍においても、もしかしたらバイオテロではないかという説は根強くあった。

ボストンの大きなホールを使ってのシミュレーション。市当局、警察、消防、FEMA（連邦緊急事態管理庁）、各医療機関の危機管理担当者がそれぞれのテーブルに分かれて陣取り、前面のスクリーンで展開するシナリオに応じて、対応策を検討してそれを発表していく。

一番最初は、救急外来にこれまで診たこともない症状の患者が運ばれてくるところから始まる。医療スタッフは必死に対応にあたっているが、その段階ではただ個々に病気と向き合っているだけのことである。そのうち、同じような症状の患者が運ばれてくる。それが時間を追うごとに数がだんだん増えてくる。他の医療機関でも同様のことが起きているらしいという情報が入ってきた。そして、最初に運ばれた患者が死亡したということで、大騒ぎになる。テレビのニュース映像が流れ、「原因不明の患者が続出し、ついに死亡者まで出るという事態になった。市当局は原因究明に動き始めた」と伝える。さて、この段階で各機関はどう対応すべきかということで、いったんシナリオは中断され、各テーブルでのディスカッションが始まる。そして、それぞれが結果を発表する。

次のステップに行くと、調査の結果、患者の多くが同じスタジアムに行っていたことがわかってきた。そこで、市当局は「テロの可能性が高い」と発表し、警察が本格捜査に乗り出してくる。そのうち、患者の数が爆発的に増加し始め、ボストンから他の都市へ逃げ出す人たちの車で大渋滞が発生。市当局は都市封鎖を決定し、移動を禁じる措置を発表する。また、ここでシナリオは打ち切られ、ディスカッションが始まり、発表する。

こういう作業を繰り返しながら、参加者全員で問題意識を共有していくのである。病気の蔓延《まんえん》は徐々に収束してきたが、経済的ダメージは大きく、これから復興に向けていかにして立ち上がっていくべきなのか、そのために必要なことは何かについても真剣に議論が行われる。そして最後は数年後、多くの犠牲者を追悼し、傷ついた市民の心をいかにして癒し、前を向いて歩めるようにするかが議論され、そのための集会を企画して、まる一日をかけたシミュレーションは終了したのである。

私は今回のコロナ禍での闘いの真っただ中にいて、何度もあの時のシミュレーションを思い出していた。コロナ禍はテロではないが、未知なるウイルスとの闘いという点では共通点が多い。小池都知事が「ロックダウン」という言葉を使った瞬間、私にはボストンでの〝都市封鎖〟のシミュレーションが蘇った。

我々は新型コロナウイルスとの闘いのシミュレーションを事前に実践したことはない。いきなり実戦を迎えているわけである。ただ、あの時、私が取材したシミュレーションから今に学ぶべきものがあるとすれば、それは情報共有の大切さという点だろう。それぞれの点では見えないことが、点と点がつながって線になり、面になってきて、ようやく見えてくることがある。

今、コロナ禍でタッグを組むＮＢＣテロの専門家でもある阿南氏と、呼吸が合うと私自身が感じているのは、こういった世界観を共有しているからに違いない。

遠藤周作氏との不思議な縁

私の救急医療キャンペーンは多くの視聴者に観ていただいてはいたが、実際にゴールに向かっているという実感はなかなか持てなかった。いくらたくさんの人に救急車の現実を知ってもらったとしても、その現実が実際に変わらなければ意味がない。そんな中で、作家の遠藤周作氏が共感し、前面に出て応援してくださったことにより、これまでなかったような大きな広がりを見せることとなった。

かつて私が東大受験に失敗し、浪人生活を始めるために神戸から上京した頃、『ただいま浪人』(講談社文庫)という遠藤作品がきっかけとなり、遠藤氏の作品に傾倒したことがあった。殉教者になれなかった心の弱い転びバテレン、ぐうたらと言われてしまう要領の悪いサラリーマン、ずるずると人体実験に巻き込まれていく医師など、弱い人、うまくいかない人の心を掘り下げるのが遠藤文学の真髄である。

そんな人の哀しみの心を深く掘り下げれば、みんな地下水脈でつながっている。そういった「哀しみの連帯」という遠藤文学に私は共鳴したのだった。

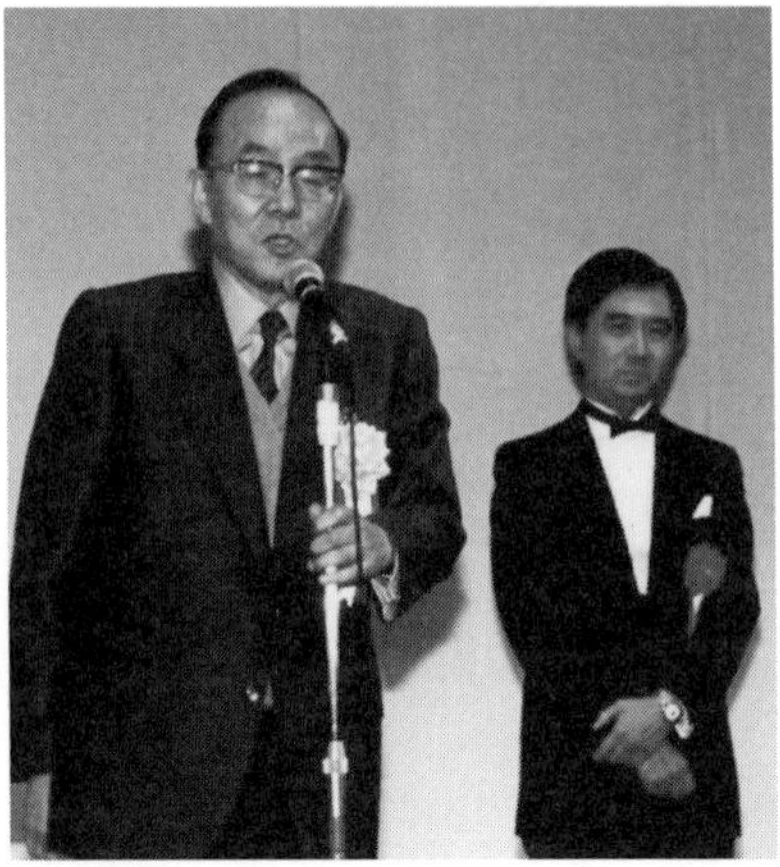
受賞記念パーティーの発起人を務めてくれた遠藤周作氏

遠藤氏は灘校の大先輩でもあったことから、遠藤氏の恩師でもあった私の恩師、国語の橋本武先生の強い後押しで、浪人時代に渋谷区の遠藤氏の仕事場を訪ねたことがあった（橋本先生については後述する）。そこで私は遠藤氏から優しい励ましの言葉をかけていただいた。それはしがない浪人生の私にとっては、何ものにも代えがたい貴重な体験となった。

それから15年経った頃、遠藤氏が私のキャンペーンのことを突然、新聞のご自身のコラムで取り上げてくださったのだった。遠藤氏自身、救急車のことが気になっていたそうで、それを真正面から取り上げ続けている私にエールを送ろうと思ったのだそうだ。しかも、ご自分の闘病体験から「心あたたかな医療」を目指して活動されていた遠藤氏は、医療についての対談本の相手に私を指名してくださったのである。

私は浪人生だったあの当時のことを覚えていてくださったからこそ、応援していただいているに違いないと思っていた。ところが、対談会場では、感動の再会とはならなかった。ご本人は当時の私のことはまったく記憶になかったのである。

「えっ、あの時、浪人生が来たことは覚えているけど、あれが君だったの？」

遠藤氏の驚いた顔を今でもはっきりと覚えている。これこそ、浪人という自分の挫折体験の中で感じた哀しみが、遠藤文学に巡り合うことで地下水脈でつながって、15年の歳月を経て、遠藤氏自身と響きあうカタチで表面化したのではないだろうか。

キャンペーン報道の結果、1991年に救急救命士法が国会で成立し、私自身、放送文化基金賞や民間放送連盟賞などを受賞した。その時、受賞記念パーティーを開いていただいたが、その発起人を務めてくださったのが遠藤氏であった。

いのちの旅はつづく

「あの時、この制度があれば、パパも助かっていたかもしれない」

それは救急救命士制度ができた時に、いただいたハガキの言葉であった。私は1980年にフジテレビに入社した当初、営業部に配属されたが、その時の上司であった岸原部長が神奈川県油壺の海で遊泳中に亡くなった。引き上げられた時には息があったらしいが、助からなかった。ハガキをくださったのはその岸原部長の奥様であった。

私は岸原部長の紹介で知り合った女性と結婚したのだが、亡くなったのは私の結婚式の2カ月半前のことであった。私をキャンペーン報道に駆り立てていたものは、その上司の無念の思いだったのかもしれないと、ハガキを見て思ったのだった。

その岸原部長に代わって、結婚式で仲人を務めてくださったのが、私の灘中・高校の恩師、橋本武先生だった。橋本先生は82歳の時に解離性大動脈瘤《かいりせいだいどうみゃくりゅう》という重大な病気で突

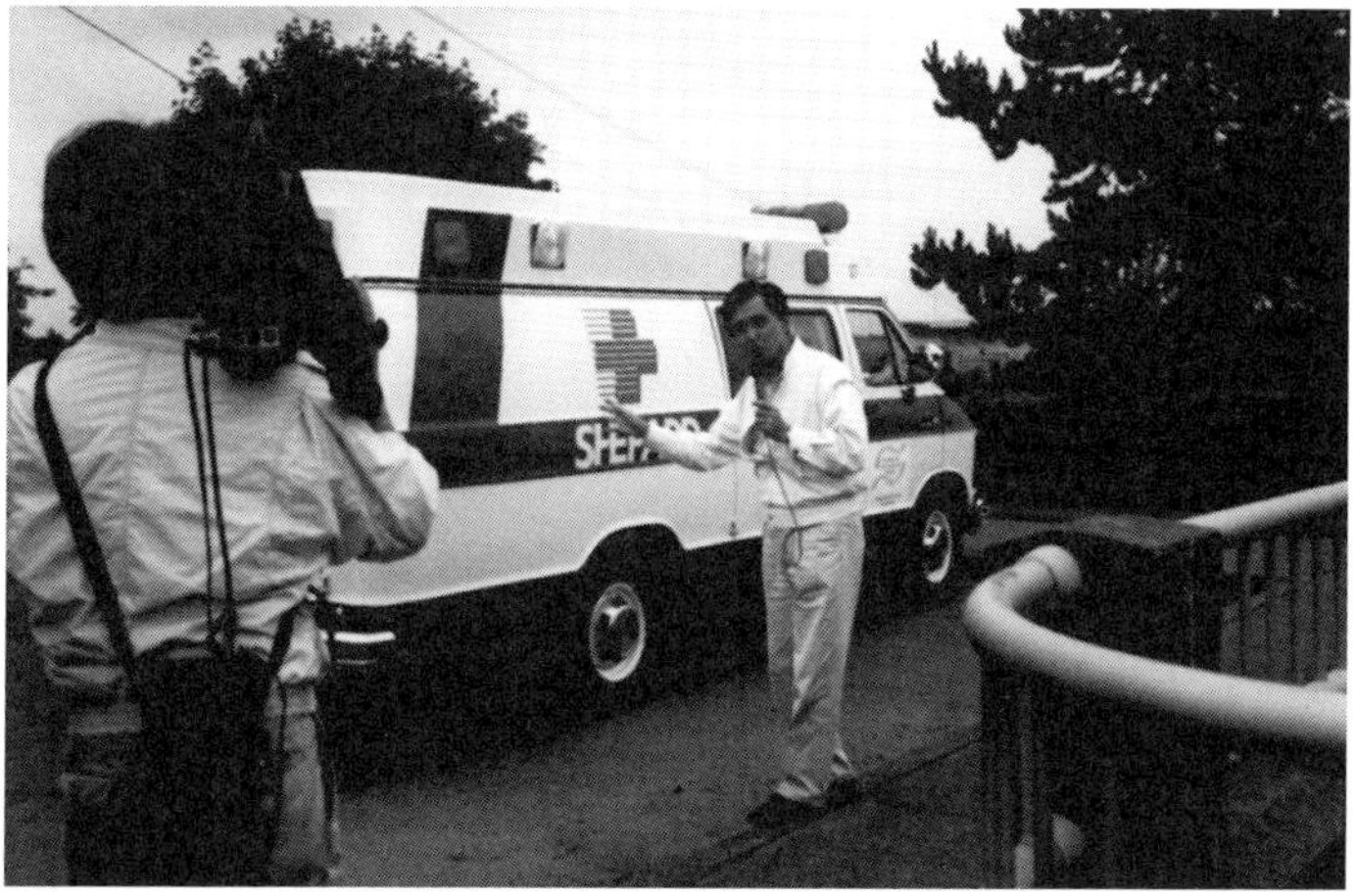

救急医療キャンペーンでの現地リポート

然倒れ、一時心肺停止状態にまで陥りながらも、救急救命士の的確な処置によっていのちを救われたのである。元気になられた後、「拾われた命」という文章を書かれたが、その中に「私は黒岩君によって命を救われた」と書いてくださった。その後は、101歳まで元気にお過ごしになっての大往生であった。

橋本先生は国語の教師であったが、いわゆる教科書をいっさい使わず、すべて手作り教材で、中勘助の『銀の匙』を3年かけて読み解くというユニークな授業を行っていた。キャスターとしての私の言葉へのこだわりはあの授業の中で形成されたような気がして、『恩師の条件』（リヨン社）、『灘中　奇跡の国語教室』（中公新書ラクレ）という本に書いた。それがきっかけとなり、100歳を目前にした先生にメディアの取材が殺到し、晩年の先生は大忙しとなったのであった。

私は救急医療キャンペーンの後、先にも触れたように、准看護師問題に目を向けたのがきっかけとなり、看護師問題を深く追及することとなった。当時のナースは仕事の割には社会的地位が低いと言われていたことから、その向上を目指して、『感動の看護婦最前線』というドキュメンタリーシリーズを私がプロデュースキャスターとして12年間にわたって放送した。その番組にずっとかかわってくださったのが、聖路加国際病院の日野原重明先生だった。

その日野原先生からの強い要望を受け、私がプロデューサーとして上演することになったのがミュージカル『葉っぱのフレディ〜いのちの旅』だった。私が早稲田大学時代、ミュージカル研究会に所属し、舞台に立っていたことなど知らない日野原先生からのご指名に不思議な縁を感じたものだった。

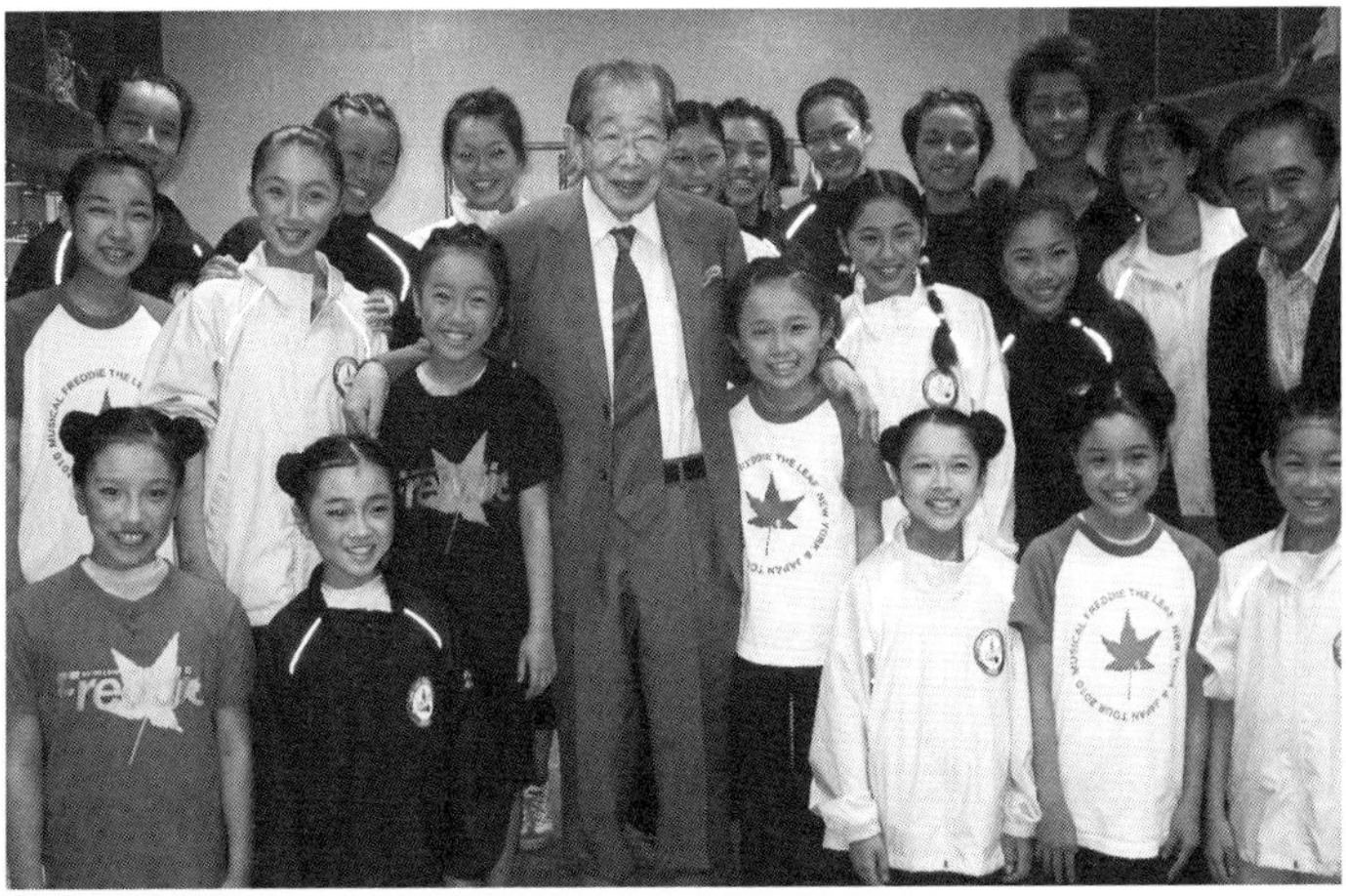

ミュージカル『葉っぱのフレディ』出演者と日野原重明先生

春に生まれ、夏には木陰を作り、秋に紅葉し、冬には散っていく。ただ、それだけの話ではあるが、メインのテーマは散った葉っぱは死んだのかということだった。散った葉っぱは地面に溶けて流れて、また、春には葉っぱとなって戻ってくる。いのちはめぐっているというメッセージだった。

終末期医療に誰よりも先に目を向け、日本のホスピスを先導されてきた日野原先生の思いが詰まったミュージカルだった。宝田明さん演じる日野原先生を彷彿《ほうふつ》とさせるストーリーテラーのセリフ「人はどこから来て、今どう在り、どこへ行くのか」は、ゴーギャンの絵から引用したものだが、日野原先生の強いリクエストで挿入された。

　ミュージカルのクライマックスシーン。木枯らしが吹き始め、葉っぱが一枚一枚散り始めて、死を予感したフレディが友人のダニエルに問いかける。

「春に生まれ、冬に死んじゃうんだったら、僕はどうして生まれてきたの？」

　物知りのダニエルは答える。

「変わるってことは自然なこと。死ぬっていうのも変わることなんだ。でもね、いのちはいつまでも永遠に生きているんだよ」

　葉っぱになり切って熱演する子どもたちのパワーに押されて、私はプロデューサーでありながら、毎回、涙を流して観ていた。10年以上、毎夏、こういう体験を積み重ねる中で、私の魂の中に「いのち」という言葉が深く浸透していったのである。

　このミュージカルをたまたま観ていたのが先述の劉影先生である。後に末期ガンで余命2カ月と言われた父を漢方的アプローチによって救ってくれることになった。その治療の過程で教わったのが漢方の根本の考えである「未病」であった。病巣そのものを攻撃するのではなく、食や運動のチカラによって身体全体の気を高めることで、父は完全復活を果たしたのであった（『末期ガンと漢方〜東西医療の融合 父に起きた奇跡〜』〈IDP出版新書〉に詳述）。

そう考えると、私が2011年3月、突然、神奈川県知事へというお話をいただいた時に、「いのち輝く神奈川」という言葉が出てきたのは自然なことであった。そして、「未病改善で健康長寿」という政策を打ち出し、そのプロセスでさまざまな人との出会いがあった。それがコロナ禍で一気に集結し、チーム神奈川を作りあげ、次々に成果をあげることとなったのだった。

9 「新しい日常」とは何か

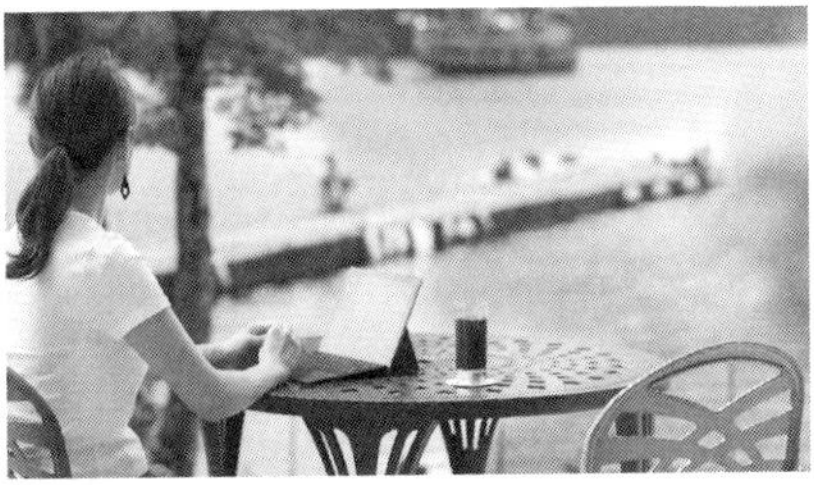

在宅勤務とWEB会議から

「新しい日常」という言葉をほぼ毎日、目にする。ウィズコロナからアフターコロナへと私たちの生活が変化していく中で、私たち一人ひとりに、かつてのような日常に完全に戻ることはないという覚悟が求められている。

緊急事態宣言が出された後、私の息子は二人とも100％在宅勤務となった。そもそも近年、働き方改革の中で、在宅勤務を取り入れる努力をしてきた企業団体は少なくなかった。今回の件で神奈川県庁でも働き方改革は待ったなしということで、全職員とまではいかないが、相当数の職員にモバイルパソコンを配布し、在宅勤務を増やそうと大号令をかけてきた。

しかし、100％の在宅勤務を想定した企業がどれほどあっただろうか？　そこまで徹底することはそもそも無理だと思い込んでいたところが大半ではなかっただろうか？

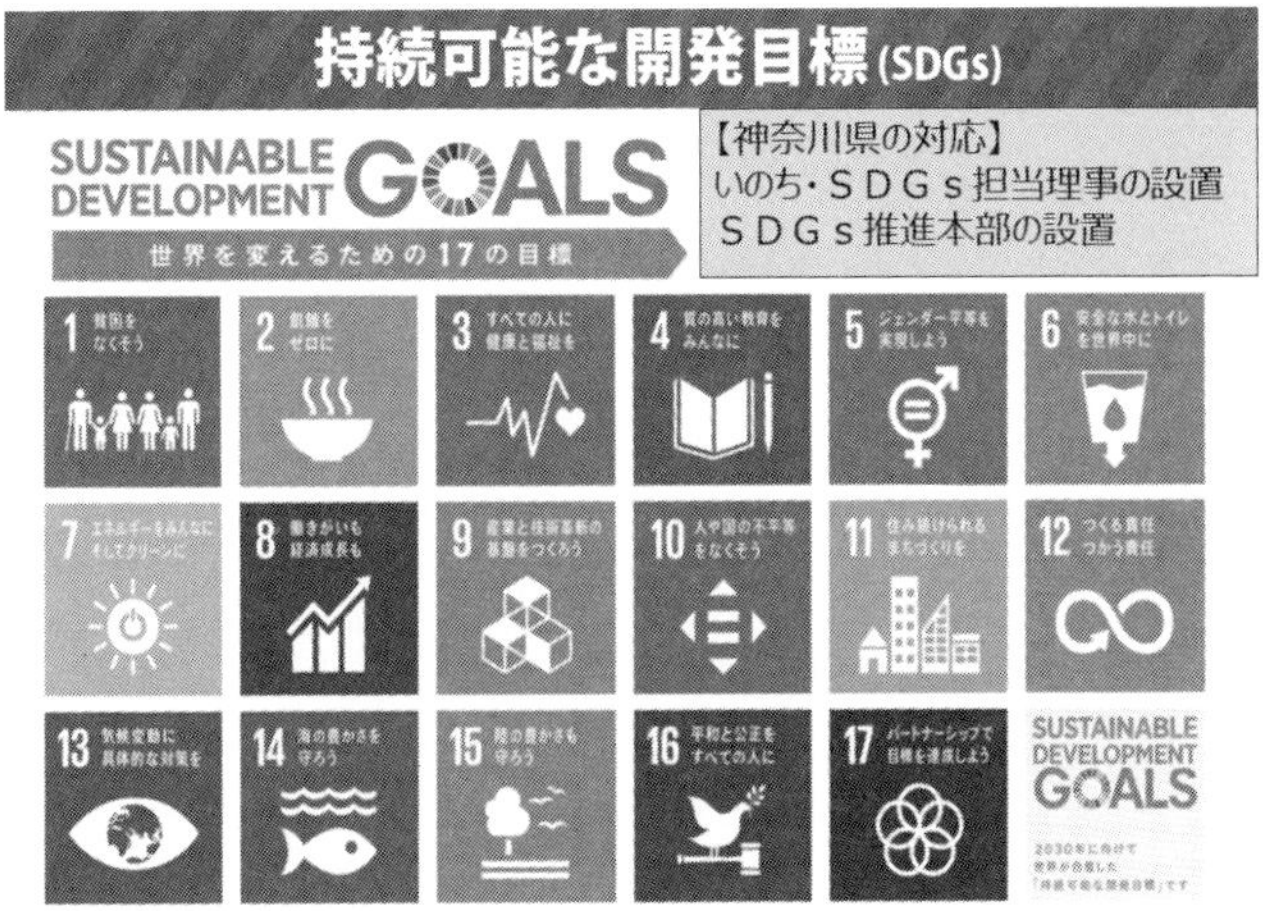
持続可能な開発目標(SDGs)
SUSTAINABLE DEVELOPMENT GOALS
世界を変えるための17の目標
【神奈川県の対応】
いのち・ＳＤＧｓ担当理事の設置
ＳＤＧｓ推進本部の設置

「新しい日常」に向けて

実は私自身、息子たちの話を初めて聞いた時、「そんなことが本当に可能なのか」と衝撃を受けたものだった。

確かに理屈の上では、ネットがつながってさえいればどこでも仕事はできる。かつてＩＴが一気に脚光を浴び始めた頃、そんなことが強調され、これからは本格的な地方の時代だと喧伝《けんでん》されたことがあった。会社をわざわざ家賃の高い東京に置いておく必要はないだろう。満員電車に揺られることもなく、地方での暮らしを満喫しながら、ワークライフバランスを実現できる。それがＩＴのチカラなのだと。

ところが、そのとき実際に起きたのは、皮肉にもその真逆の、より一層の東京一極集中であった。

仕事はネットでもできるが、だからこそ、人と直接会って、会食をともなうコミュニケーションを取ることの大事さが再認識されたからと言うのだった。

今はあの時とは違うのだろうか？

当時と比べて、まず圧倒的に異なるのはＩＴ環境だろう。大容量のデータのやり取りが可能となり、大人数でも同時にネットで仕事をすることが広がった。これまでのネットでの会議というのは、会議室に大半の人が集まっての会議があり、そこに一人、二人がネットで参加する程度のことであった。まさか参加者全員がネット上で会議を行うなどということは誰も想定していなかっただろう。それが、今、そうせざるをえない状況に追い込まれたことにより、一気に可能となったのである。

全国知事会でも47都道府県の知事が同時につながってのＷＥＢ会議を行った。これまでの全国知事会は全国の知事が飛行機や新幹線などに乗って、わざわざ担当県の会場に集まって行う一大イベントであった。２日間、議論を尽くすとともに、夜の懇親会では、

「SDGs未来都市」選定証授与式

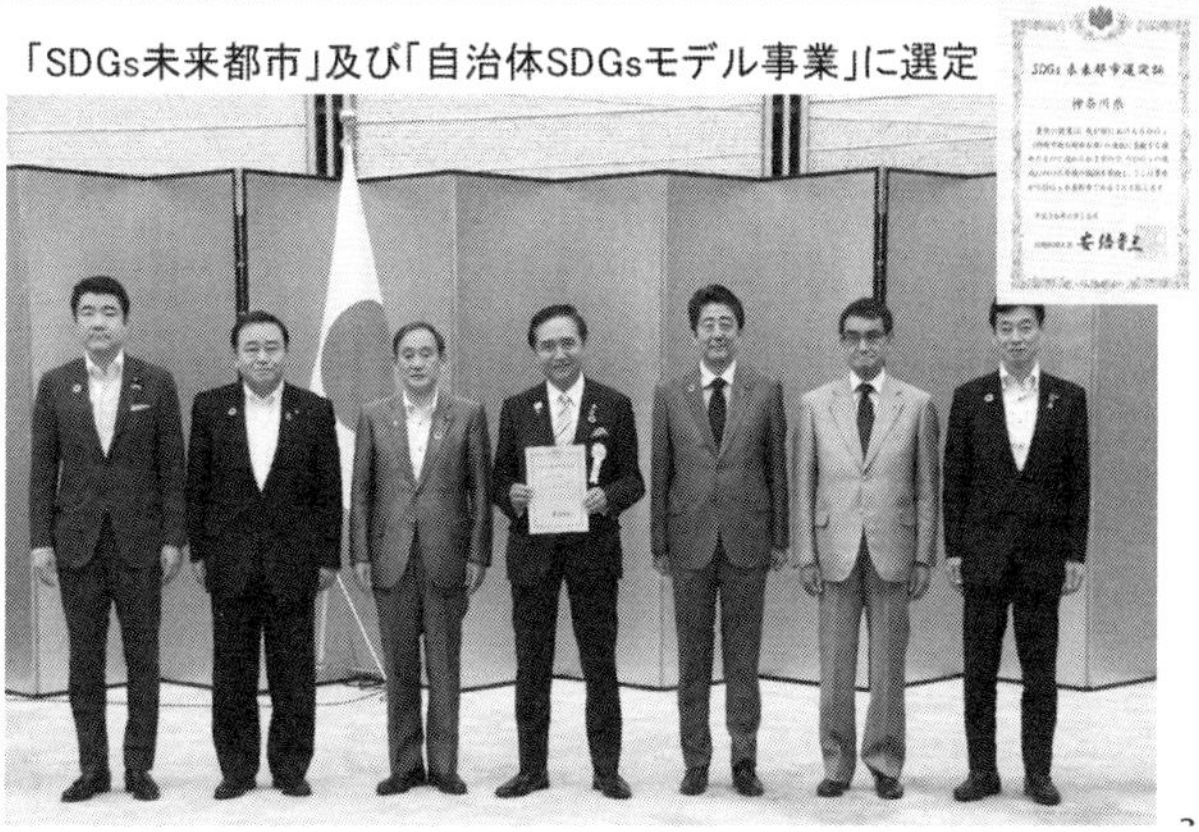
「SDGs未来都市」及び「自治体SDGsモデル事業」に選定
SDGs未来都市選定証
神奈川県

「SDGs未来都市認定証」授与式

その地方の料理や酒に舌鼓を打ちながら、知事同士の交流を深める場でもあった。

それが、それぞれの知事は自分の庁舎からパソコンの前に座ったまま、議論を行えたのである。移動時間も労力も経費も必要ない。しかも、議論も十分、深めることができたのだった。

先日、私が参加した国連本部の「SDGsハイレベル政治フォーラム」のWEB会議はもっと強烈だった。私は基調講演を任されていた数人のうちの一人であり、その講演の後、数人のフォーラム参加者とともにディスカッションをする予定であった。シンポジウムとはだいたいそういう形式で行われるものである。

ところが、司会者がパソコンを見ながら、予定にはない演者を次々と指名し始めたのだった。インドネシア、フランス、スウェーデン、イギリス、タイ、ブラジル……と、世界中から、しかもそれぞれの国にいながら参加してきたのである。通常のフォーラムでも会場から意見を求めた時に、予定外の人が発言することはある。それがネットで世界中と同時につながっていることから、発言したくなった人が次々と手を挙げたことによって、想定外の展開となったのであった。結局はみんな自分の言いたいことだけを述べる状況となったので、議論が深まったとは言えなかったが、文字通りの国際会議となったことだけは間違いなかった。

昨年はコロナ禍もなく、職員とともにニューヨークの国連本部まで出かけていって参加した。肌の色も民族も違う、文字通り、世界中の国の人が行き交う国連本部の中を歩いて、会議室にたどり着き、会議に臨んだのだが、あの時の高揚感は今も忘れられない。それに比べ、同じ国連本部主催の会議ではあるが、WEB会議のなんと味気ないことか。しかし、国連の議事録としては正式に残ったわけだから、神奈川県として世界に発信し、実績を挙げたことだけは間違いない。

東京一極集中の終焉《しゅうえん》へ

新型コロナ禍で自由さを奪われた我々は、デジタルテクノロジーで救われた。

かつては、ネットではコミュニケーションが取りにくいと言われ、それが本格的な地方の時代到来とならない大きな要因となった。しかし、今やオンライン飲み会なるものまでが登場し、ネットではできなかったはずの〝飲みニケーション〟まで実現できるようになってしまった。

感染拡大が始まった頃の最大の課題は学校をどうするかだった。安倍総理（当時）が3月2日から全国の学校に一斉休校するよう要請した時は、凄まじいインパクトがあった。さまざまな批判もあったが、国民が事態の深刻さを生々しく実感するきっかけともなった。感染防止のためにはそれはやむをえないとしても、授業ができなくて本当に大丈夫なのか。児童、生徒、学生、保護者、教職員ならずとも大きな不安を覚えた。

しかし、その不安を抑えるのに大きなチカラを発揮したのがオンライン授業だった。やむをえない措置ではあったが、これしかないという切羽詰まった教職員の思いは強かった。もちろん対面授業と違って問題もいろいろあろうが、ギリギリではあっても、教育の空白を避けられたことは否めない。

緊急事態解除後も高校以下が授業再開に踏み切る中で、大学のオンライン講義は続くことになった。入学以来、ほとんどキャンパスに行くことなく、講義を受け続けることになった学生たちは気の毒でならない。しかし、講義そのものはオンラインだけでも成立すると大学側が判断したからこその措置であった。

このようにこれまで絶対できないと言われていたことのほとんどがオンラインでできてしまった。そういう体験をした我々にとっての「新しい日常」とはどういうものなのだろうか？

新型コロナが垣間《かいま》見せてくれた社会は、未来型のデジタルトランスフォーメーション

（ＤＸ）の世界であった。つまりＩＴの活用により、社会のモデルそのものが転換していく時代である。今後もさまざまなものが劇的に変わっていくことは間違いない。

しかし、ネットでできることがわかったとは言え、都心の会社がすべてなくなって全国各地に分散し、１００％在宅勤務が当たり前になるということはとても考えられない。全国規模の会議や国際会議がすべてなくなり、ＷＥＢ会議ばかりになることもまだ現実的ではない。オンライン飲み会もたまにはいいかもしれないが、直接的な飲み会に完全に置き換わってしまうことも私には想像できない。オンライン授業はあくまで補完的なものとして残るだろうが、それ以上のものにはなりえないのではないだろうか。

ただし、おそらく今度こそ、東京一極集中はある程度、解消していかざるをえないだろう。会社員が出社しないで仕事をし続けることができたわけだから、会社がどこにあろうが、オフィスというハードがあろうがなかろうが、関係ない。都会でも田舎でも自分が好きなところに住み、毎日、サーフィンであろうが、スキーであろうが、農業であろうが、温泉であろうが、好きなことをやりながら仕事もする。現に箱根でも温泉宿で仕事するという「ワーケーション」を企画商品として売り出したところ、大人気となっている。「ワーケーション」とはワークとバケーションが合わさった造語。温泉三昧で仕事をするなんて夢のような話が現実のものとなった。

そういう状況で今度は新たな地域間競争が起きるに違いない。どこに住んでも仕事ができるのであれば、どこに住みたいと思うか。神奈川県は以前から、「ちょこっと田舎、お洒落な神奈川ライフ」というキャッチフレーズで移住促進を呼びかけてきた。三浦半島にしろ、県西の足柄地域にしろ、豊かな自然に恵まれ、自然豊かな生活を味わえるが、いざとなれば、都心にもすぐ行ける。そんな神奈川ならではの地の利をアピールしてきたのである。北海道か、九州か、沖縄か——。我々の闘いはすでに始まっている。

あとがき

8月半ばのある朝、私が呟いた一言。

「今日は朝から蝉の声がうるさいね」

妻は驚いたような顔をして言った。

「部屋で蝉の声は聞こえませんよ」

その場で、ただちに「蝉が鳴いている」「耳」とネット検索したら、すぐに出てきた。「気になる身体の危険信号」だとのこと。その日のうちに耳鼻科に行って診察してもらったところ、「ストレスによる耳鳴り」と診断された。

周りの人たちにストレスを与えているかもしれないけれど、自分ではあまりストレスを感じないタイプだと思っていただけに、驚いた。新型コロナとの終わるとも知れない闘いの中で、何をやっても褒められることはほとんどなく、叩かれるばかりの毎日。さすがの私もストレスにやられていたのだろうか。

でも、私ですらこんな状態ならば、安倍総理などは想像を絶するストレスにさらされているに違いない。と思っていたら、案の定、持病再発を理由に突然の辞任表明をされ、菅義偉新総理が誕生した。

２０１１年、私の知事選立候補のために連日連夜、菅総理と会合を重ねていたことを懐かしく思い出す。当時は民主党政権で、菅氏は野党である自民党の県連会長という立場だった。最初、立候補を渋っていた私は菅氏の熱意に負けて、立候補を決意したのだった。私が知事になった後に、まさかの政権交代が起き、「29年午年の会」の同じメンバーであった安倍氏が総理、菅氏は官房長官になった。

期せずして、政権のど真ん中と太いパイプができたことは、県政を進める上で大きなチカラになったことは間違いない。新型コロナ対応にあたっても、国との連携がスムーズにいったことは大きかった。そんな菅氏が今度は総理に就任された。メディアのインタビューに「自分のこと以上に嬉しい」とコメントしたが、正直な気持ちだった。

二十数年前、ワシントンD.C.に駐在していた頃、『人間はテレビよりスクープだ』(三五館)という本を書いた。いろいろな人との出会いが次々とつながって、困難を乗り越える大きなチカラになっていく。自分の人生で起きるその不思議な現象を書き留めたものであった。

その後の人生もまた同じであった。今回、ダイヤモンド・プリンセス号が突然やってきて始まった新型コロナとの闘い。前代未聞、全く前例のない国難に否でも応でも立ち向かわなければならなくなったその時、私の〝ツナガリパワー〟が一気に発揮されたのだった。

そのことをホットなうちに書き留めたい。それが本書を出版したいと思った動機であった。新型コロナとの闘いは未だ収束が見えない。本書が出版された後に、どんな事態になっているかも今はわからない。現職の知事である私自身が現在進行形の中で書き記すことにはリスクもあるだろう。

しかし、今しか書けないような気もした。だから書いた。一気に書いた。そして、あらためて人と人との〝ツナガリパワー〟の凄さ、すばらしさを感じた。「いつのまに、こんなにパワフルな人材が私の周りに集結し、つながっていたのか」、自分でも驚くばかりであった。ここに名前を出せなかったが、大活躍した県庁職員もたくさんいた。また、問題意識を共有し、共に汗をかいた県議会の存在も忘れることはできない。この場を借りて、すべての方々に心からの敬意を表したい。

また、「神奈川モデル」に協力してくださった県内の医療機関のみなさん、献身的な努力によって新型コロナに対応してくださった医療従事者、福祉関係者、市町村行政関係者のみなさんに対して、あらためて感謝の気持ちをお伝えしたい。

新型コロナと立ち向かうチーム神奈川の〝ツナガリパワー〟。

まだまだ仕事は終わらない。

と、ここまで書いた後、うれしいニュースが飛びこんできた。神奈川県の新型コロナウイルス対策が、第8回「プラチナ大賞」を受賞したのである。この賞は「イノベーションによる新産業の創出やアイデアあふれる方策などにより、社会や地域の課題を解決している自治体」に贈られるものだと言う。これからも大賞に恥じない挑戦を続けていかなければと、決意を新たにしたところである。

2020年11月8日

黒岩祐治

著者◉黒岩祐治（くろいわ・ゆうじ）

1954年神戸市出身。1980年早稲田大学政経学部卒業後、株式会社フジテレビジョン入社。『FNNスーパータイム』『（新）報道2001』のキャスターを21年間務める。自ら企画・取材・編集を手がけた救急医療キャンペーンが救急救命士誕生に結びつき、放送文化基金賞、民間放送連盟賞を受賞。フジテレビジョン退社後、国際医療福祉大学大学院教授、早稲田大学大学院講師等を歴任。2011年神奈川県知事に就任。現在、3期目。主な著書に『日本を再生するマグネット国家論』（新潮社）、『灘中奇跡の国語教室　橋本武の超スロー・リーディング』（中公新書ラクレ）、『百歳時代“未病”のすすめ』（IDP出版新書）などがある。

それは
ダイヤモンド・プリンセス号《ごう》から始まった！
――チーム神奈川《かながわ》・250日間《にちかん》の真実《しんじつ》

2020年11月24日　第1刷発行

著　　者　黒岩祐治

発 行 者　和泉　功

発 行 所　株式会社IDP出版

〒107-0052 東京都港区赤坂4-13-5-143
電話 出版部 TEL：03-3584-9301／FAX：03-3584-9302
URL：www.idp-pb.com

印刷・製本　藤原印刷株式会社

装丁・組版　スタジオギブ

ISBN978-4-905130-32-1
分類コード　C0036